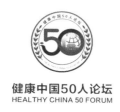

健康中国50人论坛
HEALTHY CHINA 50 FORUM

论健康发展

——健康中国50人论坛首次年会文集精选

主编　张文康

U0335292

全国百佳图书出版单位
中国中医药出版社
·北 京·

图书在版编目（CIP）数据

论健康发展：健康中国 50 人论坛首次年会文集精选 /
张文康主编 . —北京：中国中医药出版社，2021. 11
ISBN 978 - 7 - 5132 - 7144 - 8

Ⅰ. ①论…　Ⅱ. ①张…　Ⅲ. ①医疗保健事业–中国–
文集　Ⅳ. ①R199. 2 - 53

中国版本图书馆 CIP 数据核字（2021）第 168981 号

中国中医药出版社出版

北京经济技术开发区科创十三街 31 号院二区 8 号楼
邮政编码　100176
传真　010 - 64405721
廊坊市祥丰印刷有限公司印刷
各地新华书店经销

开本 710 × 1000　1/16　印张 18　彩插 0.75　字数 246 千字
2021 年 11 月第 1 版　2021 年 11 月第 1 次印刷
书号　ISBN 978 - 7 - 5132 - 7144 - 8

定价　78. 00 元
网址　www. cptcm. com

服 务 热 线　010 - 64405510
购 书 热 线　010 - 89535836
维 权 打 假　010 - 64405753

微信服务号　zgzyycbs
微商城网址　https：//kdt. im/LIdUGr
官 方 微 博　http：//e. weibo. com/cptcm
天猫旗舰店网址　https：//zgzyycbs. tmall. com
如有印装质量问题请与本社出版部联系（010 - 64405510）

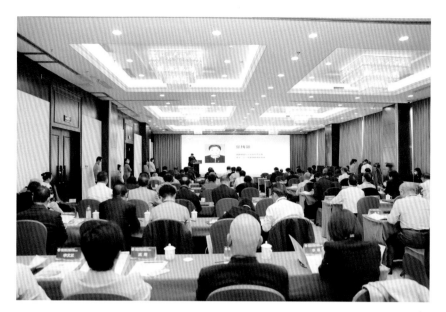

2020 年 10 月 18 日，北京国际会议中心，"健康中国 50 人论坛"首次年会暨疫情防控与健康中国行动研讨会

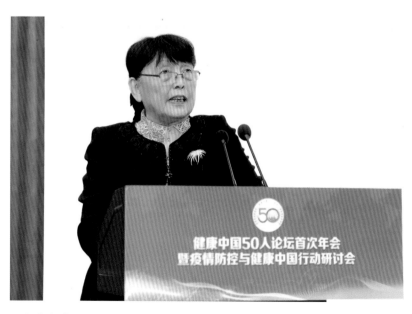

"健康中国 50 人论坛"名誉主席、第十至十一届全国政协副主席张梅颖讲话

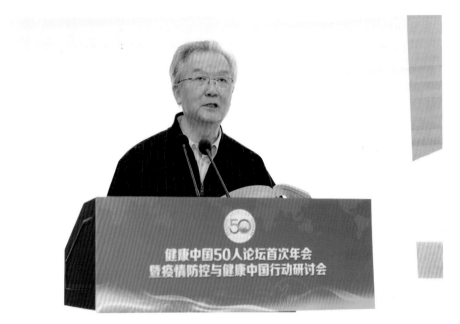

"健康中国 50 人论坛"组委会主任、原卫生部部长张文康致辞

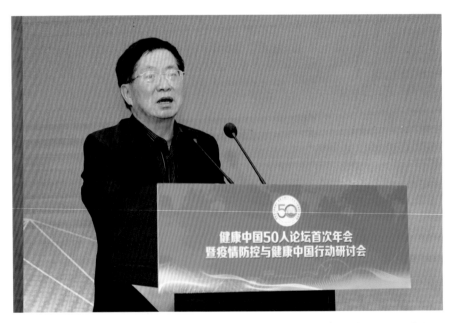

"健康中国 50 人论坛"组委会执行主任陈剑介绍参会嘉宾和组委会人员情况

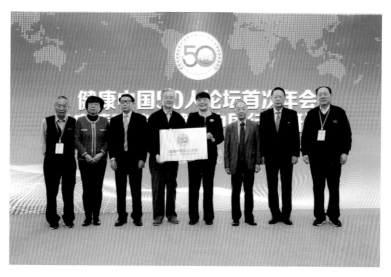

　　"健康中国50人论坛"名誉主席、第十至十一届全国政协副主席张梅颖（左五），组委会主任、原卫生部部长张文康（左四），组委会副主任、中国社会科学院学部委员田雪原（左三），全国总工会原副主席张世平（左二），论坛专家成员、中国工程院院士陈君石（左六），中国工程院院士俞梦孙（左一），原卫生部副部长殷大奎（左七），中国健康管理协会高级顾问程功明（左八）共同为"健康中国50人论坛"揭牌。组委会副主任、中国健康管理协会会长郭渝成主持揭牌仪式。

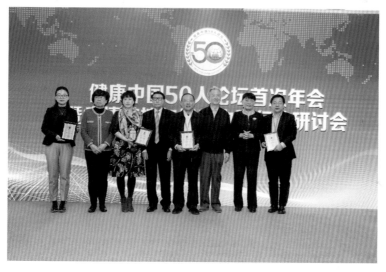

"健康中国50人论坛"特约研究员接受聘书

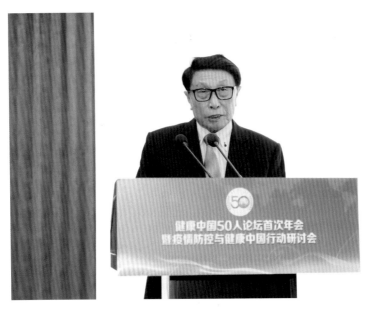

"健康中国 50 人论坛"专家成员、中国社会科学院学部委员田雪原演讲

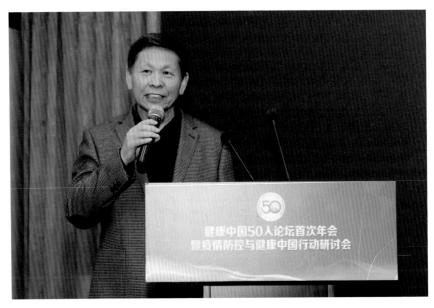

"健康中国 50 人论坛"专家成员、国务院医改办原主任宋晓梧演讲

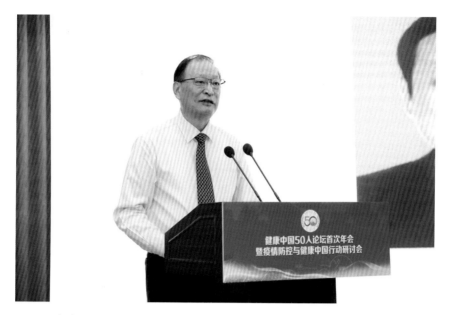

"健康中国 50 人论坛"专家成员、原卫生部副部长、国家中医药管理局原局长王国强演讲

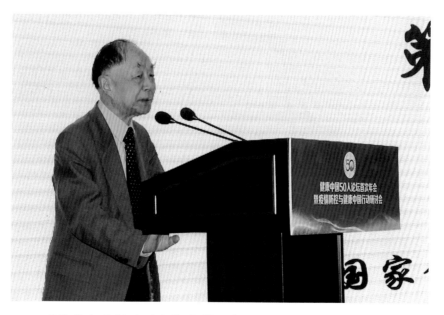

"健康中国 50 人论坛"成员、中国工程院院士陈君石演讲

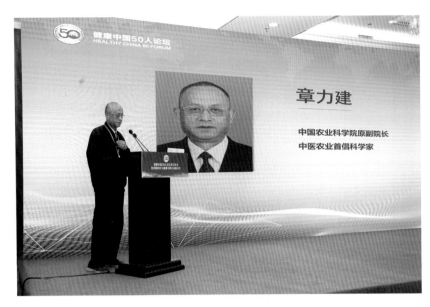

"健康中国 50 人论坛"专家成员、中国农业科学院原副院长章力建演讲

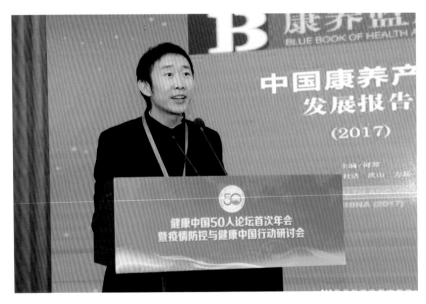

"健康中国 50 人论坛"专家成员、《康养蓝皮书》主编、中山大学旅游学院副院长何莽演讲

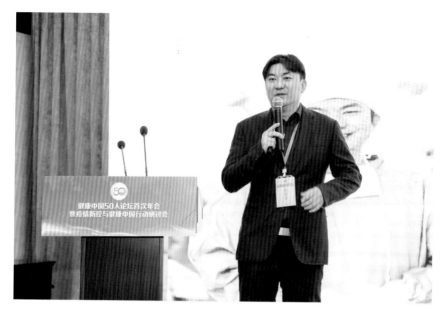

"健康中国 50 人论坛"专家成员、北京春苗慈善基金会理事长刘东演讲

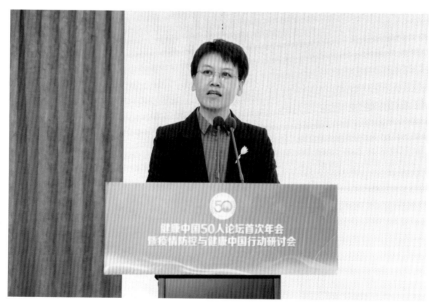

汾酒集团党委委员、副总经理、竹叶青公司党委书记杨波演讲

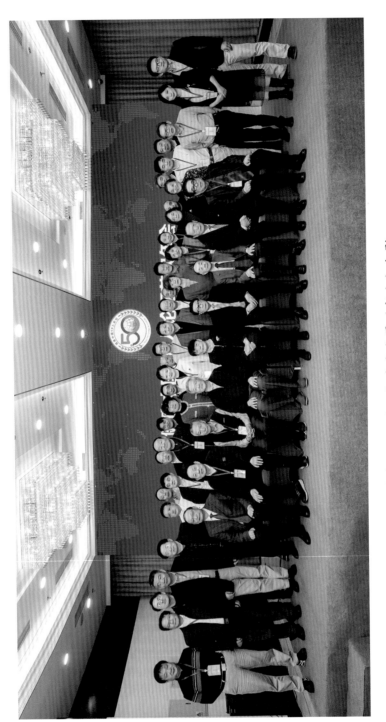

"健康中国50人论坛"专家成员（部分）合影

《论健康发展》编委会

主　　编　张文康

执行主编　陈　剑

编　　委　张梅颖　胡德平　田雪原　张世平　郭渝成

　　　　　盛明富　任国荃　姚　军　吉文革　郑志坚

　　　　　于宏程　陆　敏　毛雪峰　赵　雄　郭永钢

编辑单位："健康中国50人论坛"组委会

　　　　　中国医药卫生事业发展基金会·医疗康养专项基金

　　　　　北京改革和发展研究会

为实施健康中国战略提供智力支持

——健康中国 50 人论坛首次年会贺词

"健康中国 50 人论坛"首次年会今天在北京召开,我因在外地不能出席,特向出席首次年会的同志们表示祝福!

健康中国战略是习近平新时代中国特色社会主义思想的重要组成部分,为我们做好新时代健康发展工作指明了正确方向。当前,实施健康中国战略的顶层设计已基本完成,正在逐步落实。希望大家坚持问题导向、目标导向、结果导向相统一,对健康问题进行深入研究,开展民主的研讨,为贯彻实施健康中国战略提供智力支持做出应有的贡献。

预祝"健康中国 50 人论坛"首次年会圆满成功!

彭珮云 *

2020 年 10 月 18 日

---

* "健康中国 50 人论坛"顾问,第九届全国人大常务委员会副委员长,原国务委员

前　言

张文康[*]

在实现第一个百年奋斗目标之后，我们乘势而上，开启全面建设社会主义现代化国家新征程，向第二个百年奋斗目标迈进。

就在"十四五"新征程即将启动之际，习近平总书记高瞻远瞩，为我国卫生健康事业锚定了新阶段航向：要站位全局、着眼长远，全面推进健康中国建设。

健康中国战略是习近平新时代中国特色社会主义思想的重要组成部分，为我们做好新时代卫生健康的工作指明了方向。

实施健康中国战略，是我国经济社会发展的战略选择。健康是社会经济发展的关键要素，是人力资本的重要组成部分。提升人力资本质量，促进我国经济结构转型升级，是关乎我国经济长时期可持续发展的战略选择。

提出健康中国战略，是我党全心全意为人民服务的本质体现，是我们党对人民的郑重承诺。健康不仅是民生问题，更是政治问题。

提出健康中国战略，确立了我国卫生改革和发展的总目标、新要求。

---

[*] "健康中国 50 人论坛"组委会主任，原卫生部部长

习近平总书记指出，要聚焦影响人民健康的重大疾病和主要问题，加快实施健康中国行动，深入开展爱国卫生运动，完善国民健康促进政策，创新社会动员机制，健全健康教育制度，从源头上预防和控制重大疾病，实现从以治病为中心转向以健康为中心。这将是我国卫生健康事业又一次历史性的转型升级，对每一名卫生健康事业从业者而言，都意味着沉甸甸的责任，同时也是金灿灿的机遇。

正是在这样的时代召唤下，诸多领域的专家和管理者，其中不乏院士、中国社会科学院学部委员、国医大师、健康领域相关领导等各界领军人物，均秉持初心，铿锵上前，为了实现"健康中国"的共同目标，为了践行我国新发展阶段的人民健康新使命，走到了一起——"健康中国50人论坛"就此成立。

"健康中国50人论坛"旨在通过智库形式，为推进人类健康命运共同体、推进健康中国战略、落实健康中国行动提供相应政策建议、改革思路及智力支持；为政府及相关机构提供决策咨询；为健康产业发展提供信息和智力服务。在此宗旨下，论坛成员均以开拓进取的姿态竞相建言献策，分享自己的研究成果和经验心得，于是促成了这本《论健康发展》文集的问世。

实践证明，单纯从医药卫生事业某一个方面孤立地谈改革创新，最终都将难以见效，必须要践行习近平总书记强调的思想：推进健康中国建设，要站位全局、着眼长远。《论健康发展》文集的出版，正体现了这种全局观，以及凝心聚力、协同创新、合作共进的发展思路。

按照论坛成员在不同领域的真知灼见，文集划分为健康管理、疫情防控、医药健康、科技食品健康、运动心理健康、健康产业、政策建议等诸多篇章，可谓百花齐放，百家争鸣。然而，它目前还仅仅是简单的罗列呈现，尚未产生学科交叉、智慧碰撞的火花。针对这一不足，论坛将在今后工作中着重加强落实改进。众人拾柴火焰高，我们希望通过热烈交流、互动探讨，激发创新活力，产出更多有价值的思想成果。

星星之火，可以燎原。虽然只是50人论坛，但每名论坛成员都是各自领域中的精英，都能带动更多的卫生健康事业从业者。并且，随着论坛活动的有序展开和深入推进，论坛影响力也将日渐攀升，在助推我国卫生健康事业发展中贡献更多力量。以此观之，这本文集只是"健康中国50人论坛"奋进未来的第一支序曲，更多精彩乐章还有待论坛全体成员与社会各界一道协力谱写。

在此，我们诚挚欢迎各领域奋斗者踊跃投身到"健康中国50人论坛"致力开展的健康中国行动促进工作中，不吝分享对我国卫生健康事业改革创新的精深见解，同时也欢迎大家对论坛的工作和智库成果进行批评指正。并且，对其中表现优异、贡献良多的杰出人才，"健康中国50人论坛"也将不拘一格选聘，为智库的发展注入创新活力。

根据《关于加强中国特色新型智库建设的意见》，我国智库将承担的主要功能为咨政建言、理论创新、舆论引导、社会服务、公共外交等。"健康中国50人论坛"的智库建设工作正是围绕这一指导意见展开的。习近平总书记曾多次强调建设新时代新型中国智库的重要性，希望中国智库为沟通中外、创新思想做贡献，为中国发展和对外交往提供智力支撑，为世界经济增长、全球治理改革提出中国特色的思路和方案。沿着习近平总书记指引的方向，"健康中国50人论坛"将不忘初心，牢记使命，立足中国，放眼世界，为中国卫生健康事业的高质量发展，为中华民族的伟大复兴，提供更为坚实的智力支撑。

本书的出版正值"十三五"辉煌收官，"十四五"壮阔启航之际。在此重要的历史性窗口期和战略性机遇期，以这本为开篇点题，正式拉开"健康中国50人论坛"逐梦前行、助推我国卫生健康事业新发展的奋斗图卷，让我们一起，不负韶华、不负时代，"自信人生二百年，会当水击三千里"。

2021 年 7 月

目 录
CONTENTS

第一部分
健康管理

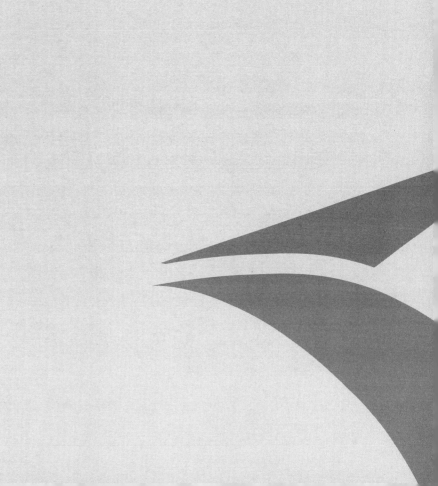

让推进健康中国战略
成为全社会的共识和行动

张梅颖[*]

人民健康是百姓幸福和国家可持续发展的重要标志。党的十九大提出"实施健康中国战略"重大决策部署，2019年6月，国务院印发了《关于实施健康中国行动的意见》（以下统称为《意见》），并在国家层面成立了健康中国行动推进委员会，标志着我国卫生健康工作理念、服务方式从以治病为中心向以人民健康为中心的重大转变，为建立我国"大卫生、大健康"的政策体系、全方位全周期保障人民健康提供了根本遵循。

我认为，健康中国行动的实施，走出了过去长期存在的医疗与健康领域相互割裂、只重治疗不重预防的误区，不啻为卫生健康领域的一场革命。《意见》从3个方面、15项行动措施入手，动员全社会力量广泛参与，营造有利于健康的生活方式、生态环境和社会环境，努力实现健康公平，无疑具有重大而深远的意义。目前，实施健康中国行动的指导思想、目标、任务、职责都已经明确，下一步关键是要抓好落实，抓落实的面很广，我强调两点。

一、树立每个人是自己健康第一责任人的理念

树立我的健康我做主，每个人是自己健康第一责任人的理念，这是实

---

* "健康中国50人论坛"名誉主席，全国政协第十至十一届副主席

现健康中国的基础和根本。

目前，我国城乡居民疾病谱主要是心血管系统、肿瘤、糖尿病和慢性呼吸系统疾病，并已成为影响国民健康的头号杀手，且呈年轻化发展趋势，导致其医药负担占总疾病负担的70%以上，每年约有3800万人因慢性病失去生命。为积极应对当前突出的健康问题，必须关口前移。上述四种疾病均可防可控，应采取有效干预措施，这是提高全民健康水平最根本、最经济、最有效的现实途径和重要举措。

因此，每个人都要树立自己是健康第一责任人的理念，清楚自己的健康状况，主动学习健康知识，养成良好的健康生活习惯，不断提高个人的健康管理能力，包括了解家族疾病史，掌握一些常见病、慢性病的防治，包括慢性病管理、合理用药等基本医疗知识。为此，要解决以下三个方面问题：

（一）合理的膳食结构

改革开放以来，我国城乡居民经历了从"吃得饱"到"吃得好"的历史性跨越，营养健康状况明显改善。但随之而来的是由于膳食结构不均衡，特别是高盐、高油、高糖等不健康饮食习惯导致心脑血管疾病、肿瘤、糖尿病及其他代谢性疾病激增。全国现有高血压患者2.7亿、脑卒中患者1300万、冠心病患者1100万，肥胖率则为12%左右，而我们的邻国日本的肥胖率还不到4%，可以说很多病都是吃出来的。例如，我国居民盐摄入量严重超标，是世界卫生组织推荐量的2.4倍，而盐与高血压的关系非常明确，盐摄入量严重超标会导致心脏肥大和动脉粥样硬化等心脑血管疾病，而心脑血管疾病是我国居民主要死亡原因。因此，每个人、每个家庭都要从自身做起，把住"病从口入"这道关，提倡清淡饮食，减少每日盐、油、糖摄入量，同时要做到饮食多样化。实现从"吃得香、吃得好"到"吃得科学、吃得健康"的目标。

（二）加强对重大疾病隐患的早期干预

祖国医学提倡"上工治未病，不治已病"，慢性病通过"关口前移"

都是可防可控的。比如，日本在防治高血压方面积累了很好的经验，20 世纪 70 年代开始他们就提倡"三低"生活方式，并对每一个出生后的孩子都要评估其患高血压风险（包括家族史），实行有针对性指导，让他们从小就养成清淡少盐的饮食习惯，从而降低成人后患高血压的概率，通过简单易行的预防方法，日本成功地将高血压导致脑卒中造成失能、半失能的发病率降低了 50% 以上。

调查表明，我国城乡居民十分缺乏健康和疾病预防知识，有些老人直到住院前都没有做过体检，甚至不知道自己已罹患严重糖尿病、高血压、心脏病等慢性疾病。有些调查也发现，我国居民健康投入的 80% 用在患者最后医疗救治阶段，既没有效果，对家庭、患者的痛苦和负担更是灾难。因此，每个家庭成员都要认识到健康是人生最大的财富，我的健康我做主，从小建立自己的健康档案，特别是对有高血压、糖尿病、肿瘤等家族病史的人群，更要了解和掌握预防这些疾病的基本常识，提高自我开展健康管理的能力，打赢这场捍卫群众健康福祉的"人民战争"。

（三）养成健康文明的生活方式

家庭成员主动学习健康知识，饮食有节，起居有常，乐观开朗，不吸烟，少喝酒，杜绝不良嗜好，营造和谐、友爱的家庭环境。讲究个人卫生、环境卫生，定期进行健康体检，积极参加健康有益的文体活动和社会活动。

二、落实政府在推进健康中国行动中的责任，建立责任清单

各级政府首先要把以下三个方面工作列入重要日程，抓紧抓好抓出成效。

（一）扎实开展全民健康知识普及教育工作

健康教育要从娃娃抓起，从一点一滴做起，要把全民健康教育内容编入课本，作为中小学的必修课。要让孩子成为家庭健康行为的监督员，帮助父母和家庭成员纠正如吸烟等不健康的嗜好和习惯。利用新闻媒体、广

播及微信公众号等方式普及全民健康的知识，广泛开展"三减"（减盐、减油、减糖）、"三健"（健康体重、健康口腔、健康骨骼）、"三限"（限烟酒、限饱食、限过度用药）的宣传教育和全民健身行动，使民众掌握科学、健康的生活方式，营造全民健康、人人参与的良好氛围。

（二）让健康更公平

要推动健康服务供给侧结构性改革，完善相应的制度安排和保障政策，提升健康服务的公平性、可及性、有效性。在这里，我要强调一下健康服务的公平性，由于在医疗卫生资源分配上长期存在严重的不公平，我们的医改政策饱受诟病。因此，政府在制定健康服务政策上首先要体现公平的原则，特别是弱势群体在政府提供的健康服务中能够获得什么福利，要有一个明白的清单。比如对失独老人及医源性丙型肝炎病毒的治疗等，政府必须发挥兜底作用。又如对失能老人，政府应购买相当数额的护理服务，减轻个人及家庭负担，并逐渐建立护理保险制度。

众所周知，日本是世界上最长寿的国家，除齐全的社会养老医疗设施，高质量的空气、饮水及食物，更要归功于政府对民众健康的积极管理。日本几乎每个城市都设有由政府出资建立的公立健康管理中心，并和当地公立医院及大学附属医院等相互关联，健康管理中心的主要工作是定期健康检查，通过举办健康讲座等活动来督促人们采取健康的生活方式，为当地民众提供精细化的基本免费的健康管理服务，甚至具体到为老人提供尿不湿（个人负担10%）。

日本经验值得我们认真学习和借鉴。因为日本是亚洲邻国，文化相近，人口多，密度高，严重老龄化，资源短缺，许多方面和我们都有相似性。我们有社会主义制度优势，更应做得比日本好。习近平总书记说党的初心和使命是为人民谋幸福。政府财政取之于民就要用之于民，应该用在保障民生的刀刃上，也就是为人民谋幸福。习总书记还说"人民幸福是检验改革成效的标准"，所以政府工作的重点是建立覆盖全民的保障体系，而不是做好大喜功、铺张浪费的表面文章。

（三）推动健康领域的立法，为国民健康提供法律依据

研究表明，人的寿命遗传因素仅占15%，而生活方式因素占到60%。因此，必须着手开展国民健康的立法工作，通过立法手段推动形成有利于健康的生活方式、生态环境和社会环境。如通过开展健康餐饮立法，强化对机关、学校、医院、企事业单位食堂的健康膳食管理，把"三减"纳入目标管理责任制，重视营养配餐和膳食均衡，并建立监督机制，坚决把不健康食品与烹饪方法从餐桌上淘汰，实现餐桌革命。此外，还要制定国民健身运动指南，强制实行带薪休假制度等。如此坚持20年，我相信我国国民的健康水平一定会有一个较大的提升。

党中央将健康中国上升为国家战略，强调实现健康中国行动目标需要政府积极主导、社会广泛动员、人人尽责尽力，这对社会各界都是极大的鼓舞。我们今天召开的这次论坛就是响应党中央的号召，主动作为，推动形成实施健康中国的整体合力。我希望大家围绕普及健康生活、优化健康服务、完善健康保障、建设健康环境、发展健康产业等几个方面的问题，集思广益，深入研讨，使"健康中国50人论坛"成为凝聚社会共识、促进政府作为、汇集各方力量的重要平台，为健康中国建设贡献智慧和力量。

公共卫生体系建设急需补短板、补漏洞

宋晓梧*

2003 年抗击严重急性呼吸综合征（SARS 冠状病毒）以来，我国在公共卫生体系建设中取得的成绩是很大的，其后在防范和抵御 2009 年甲型 H1N1 流感病毒和 2013 年的 H7N9 亚型禽流感病毒等方面效果显著。但是也要看到，这次新型冠状病毒肺炎疫情暴露出公共卫生和医疗服务体系的一些短板，有的可以说是漏洞，有几点可以总结思考。

一、在公共卫生体系建设方面，专业人员短缺

据全国的统计数据，疾病控制机构的卫生人员占全国卫生人员的比重，从 2009 年的 2.53% 下降到目前的 1.53%。还有数据说明，不仅比例下降，从事公共卫生人员的绝对数也下降了。近年来我国提出健康中国的发展战略，明确预防为主的公共卫生指导思想，但实际情况说明，还缺乏相应的落实机制，还有很多短板要补上。例如，公共卫生人才队伍的培养和成长，应当成为政府加大投入的优先选项。

二、传染病网上直报系统没有发挥应有的作用

2003 年 SARS 疫情之后，国家建立了法定传染病网上直报系统。据媒体报道，这个系统在防止几次甲型流感扩散方面，发挥了积极的作用。但这次新型冠状病毒肺炎暴发初期，却没有起到应有的作用。这个教训需要

---

*"健康中国 50 人论坛"成员，中国经济体制改革研究会学术委员会主席

8

实事求是地认真总结和吸取。当然，认识这个问题以后，全党动员，军民团结，全国一盘棋支持武汉和湖北，并采取了果断的封城措施，"战疫"取得了最终决定性胜利。而本次疫情也再次证明，传染病网上直报系统在公共卫生防疫体中的重要地位和作用。

这场疫情给国家经济社会造成多大的损失，现在还难以估量。疫情人为扩大的成因还有更深层次的体制机制问题需要深刻反思，而传染病网上直报系统一度失灵、公共卫生防疫体系初期没有发挥应有的作用就是其中之一。

三、需完善重大疫情上报和发布程序

如何严格把控重大疫情的上报和发布程序，并妥善处理好一线大夫以及一般民众对疫情的直接反应，这是公共卫生防疫体系建设中需要正视和研究的重大问题。

如何进一步建设好公共卫生系统，我的观点是，建设公共卫生系统和医疗机构改革要协调发展、同步进行。

一是因为公共卫生系统在很大程度上以医疗机构为载体。例如，公共卫生系统中的医疗救治，包括传染病专科医院、综合医院传染病区、专科防治机构、医院的急诊科、院前急救的机构和职业中毒以及核辐射的救治机构等，大部分都和医院有关，与医院密切联系。所以公共卫生系统的建设，离不开医疗机构的体制改革与事业发展。

二是公共卫生体系与医疗服务体系，这两个体系之间工作岗位的互换性、替代性很强，医护人员在这两个体系之间的流动性非常大。如果这两个体系间的体制衔接不顺，运行机制不协调，例如同等级医护人员的收入分配差距过大，就会造成医护人员的不合理流动，也是近年来公共卫生防疫部门人员流失的重要原因之一。因此，在实际工作中不能够脱离医疗机构的改革而单独推进公共卫生体系建设，两者必须统筹协调推进。近日看到一些公共卫生专家反映由于日常情况下公共卫生部门的医生工作量不

多，报酬相对低，确有人员流失，呼吁提高公共卫生专职人员的待遇，加大对公共卫生专业人才的培养。

还有一个问题说一下。我看到好几篇文章，说这次防疫充分体现了国家的力量，公共医疗机构的力量，当然还有公共卫生系统的力量，而民营的、社会办的医院几乎没起什么作用。甚至有的文章观点更加绝对，认为这次新型冠状病毒肺炎疫情说明，所有的医院都应由国家来办。其实这种论点早已有之，只是有些人借这次疫情想要进一步论证所有的医疗机构都应由国家统办、统管。我认为这样指责社会办医不符合事实，而且理论上也有一些问题。在这次"战疫"中，许多非公立医疗机构是踊跃请战，积极抗疫的。在国家发展和改革委 2020 年 3 月 2 日的官网上，发布了一篇《行业协会商会在行动：中国非公立医疗机构协会组织全行业投身疫情防控阻击战》，指出非公立医疗机构协会以高度使命感和责任心，全力动员社会办医疗机构投身疫情防控。《中华工商时报》2020 年 3 月 12 日的一篇报道，据中国非公立医疗机构协会不完全统计，截至 2020 年 3 月 10 日 16 时，全国共有 643 家民营医院参与抗疫一线工作，累计收治确诊病例 3419 人、疑似病例 1627 人、治愈出院 1484 人，累计派遣 260 个医疗队共 3991 名医务人员，累计捐赠 841855 只口罩、42100 副护目镜、24439 件防护服、现金及其他用品若干。很多民营医院以强烈的责任、奉献与担当，奋力投入疫情防控的人民战争。

当然也要看到，非公立医疗机构在这次抗疫中发挥的作用和公立医疗机构相比差距很大。原因之一是目前我国大多数社会办的医疗机构多集中在专科，如眼科、牙科、骨科、生殖科等，很少有呼吸科，综合医院很少，也基本没有民营办的传染病医院，因为传染病与公共卫生联系得很密切。所以，在公共卫生的应急事件发生时，民营医院的医护人员素质以及医疗设备条件与公立医疗机构相比，客观上就有很大差距。

我们不能用公共卫生应急事件时的特殊措施衡量正常情况下的医疗服务提供方式。公共卫生服务体系与医疗服务体系两者有密切的联系，也有重大区别。公共卫生防疫在世界各国都是政府的责任。在公共卫生方面发挥政府责无旁贷的作用，并不否定在向居民提供日常医疗服务方面发挥非公立医疗机构的作用。不能以公共卫生应急状态下的情况否定社会办医，正如我们不能用战争状态下的经济社会特殊运行体制取代正常的社会经济体制。

贯彻健康中国行动意见，
实施职工健康和老年健康促进工程

张世平*

国务院出台《关于实施健康中国行动的意见》，聚焦当前人民群众面临的主要健康问题和影响因素，从政府、社会、个人三方面入手，围绕疾病预防和健康促进，部署了十五项具体行动，特别提出要把预防摆在更加突出位置，要健全全社会落实预防为主的制度体系，要推动健康服务的供给侧结构改革，并提出了 2020 年和 2030 年的阶段性工作目标。《意见》的出台，恰逢其时、意义重大、影响深远，是一项具有全局战略意义的重大部署，是破解当前健康发展瓶颈的治本之策，必将为全面建成小康社会奠定扎实的健康基础。《意见》突破了从医疗角度促健康的传统局限，围绕实现全民健康的目标，强化了从以疾病为中心向以健康为中心的转变，从注重治已病向注重治未病转变，从依靠卫生健康系统向社会整体联动转变，符合国情民意，非常具有创新性、针对性和可操作性。《意见》特别强调，实现健康中国行动齐参与，形成政府积极主导、社会广泛动员、人人尽责尽力的良好局面，这对社会组织、媒体机构和健康中国行动志愿者都是极大的鼓舞和激励。

一、健康领域的突出问题

多年来，我国健康领域改革发展取得了显著成就，人民健康水平不断

---

* "健康中国 50 人论坛"成员，第十二届全国政协社会和法制委员会副主任，全国总工会原副主席

提高，但发展不平衡不充分问题依然突出。主要表现在以下六个方面：

（一）慢性病日趋普遍，已成为影响国民健康的头号杀手

根据世界卫生组织公布的数据，全世界死亡人数中有 3/5 死于四大非传染性疾病，即心血管疾病、癌症、慢性呼吸道疾病和糖尿病。到 2030年，全球慢性病死亡人数将升至全球死亡人数的 70%。我国也出现了庞大的慢性患者群，并且呈年轻化发展趋势。过去 10 年间，患病人次高达 50亿，70% 人口处于亚健康状态，慢性病患者远超 3 亿，其中心血管疾病患者 2.9 亿，高血压患者 2.7 亿，血脂异常者 1.6 亿，糖尿病患者 2 亿，医疗负担占总量 70% 以上，其中老人每年医药支出超 9000 亿元，占总量40% 以上。每年约有 3800 万人因慢性病失去生命，占因病死亡人数的88%。癌症患者逐年增多，每分钟就有 8 人被确诊为癌症。心理类疾病日益凸显，据中国疾病预防控制中心数据显示，我国各类精神障碍患者人数在 1 亿人以上，其中抑郁症患者超 9000 万，严重精神障碍患者超 1600 万。

（二）医疗资源不足，无法承载不断加剧的慢病管理需求

主要是三方面问题：一是投入不足。医疗卫生投入水平明显低于发达国家，美国 2016 年的医疗卫生总支出占 GDP 的 17.9%，我国只占 7%。不断加剧的人口老龄化和慢病普遍化，使医疗资源不足问题日趋严重，医患矛盾日渐突出，慢性病防治"粥多僧少"。二是体制障碍。医疗体制改革步履维艰、收效甚微，没有从根本上解决以药养医、重心下移、医保衔接等诸多问题，医疗保险制度面临巨大的支付和管理危机。三是医学局限。以治急病和传染性疾病为重点的主流医学在解决慢病问题上手段有限，力量不足，医疗模式还停留在以疾病诊断和疾病诊疗为重点上，与井喷式的慢病发展态势不相适应。

（三）健康机制短缺，尚未形成覆盖全民的健康服务体系

我国医疗体系比较完备，但内涵更宽、覆盖更广、百姓更急迫需要的健康服务和保障体系尚未建立，与发达国家健康管理水平相差甚远。日本是众所周知的长寿之国，平均寿命接近 90 岁，居于世界第一，这与日本人

一生都在进行健康投资联系紧密。日本家庭普遍享有健康管理机构保健医生的长期跟踪服务，他们为家庭建立健康档案，负责家庭的健康管理。而我国的健康管理起步很晚，基本是以体检为主，人们获得健康指导、健康服务的渠道非常有限，本来可以通过早预防、早干预和调整生活方式解决的健康问题没有及时解决。美国70%的人享有健康管理服务，我国不足0.1%。维护健康多被认为是医疗卫生部门的事，被医疗卫生服务保障所替代。社区卫生服务机构力量薄弱、资源有限，难以承载慢病防治和综合健康管理任务。

（四）健康误区严重，国民健康素养和能力亟待提高

健康素养是指个人获取和理解健康信息，并运用这些信息维护和促进自身健康的能力，简言之就是一个人的健康意识。中国人的健康意识有多强呢？据国家卫生部门一组数据显示：目前全国居民健康素养水平仅为9.48%。也就是说：每100个人中，具备正确健康意识的不足10人。什么是影响健康素养提升的误区呢？主要是不健康的生活方式。世界卫生组织认为，影响个人健康要素中60%是行为和生活方式，而心血管疾病、糖尿病等慢性病多是由不健康生活方式所致。目前我国主要存在三大健康误区：不良生活习惯、过度吃药治疗、乱用保健品。中国是世界上吸烟人群最多的国家，也是饮酒消费大国。另外，暴食暴饮也已成为影响健康的重要因素之一。

（五）环境问题凸显，存在影响国民健康的诸多因素

我国的环境污染主要分为大气污染、水体污染、土壤污染和噪声污染，环境污染年损失高达2830亿元，其中水污染500亿元，大气污染200亿元。这些污染会直接对人类健康造成严重影响和危害，人类疾病70%~90%都与环境有关。如长期生活在低浓度污染的空气环境中，机体可受到慢性潜在危害，使慢性呼吸系统疾病的发病率增高。空气污染物的致癌作用是慢性危害的又一表现，也是现代肺癌发病率增高、死亡率增加的重要原因之一。化合物中的致癌致畸物高达数千种，肿瘤患者80%~

90%源于环境因素，10%～20%是遗传和内分泌等内源因素。每年新增肿瘤患者429万人，年死亡率高于全球17%的平均水平，且呈上升趋势。气候变化对人类健康的影响也特别巨大，尤其是天气突变，气温骤降，极易出现血压增高、心肌梗死、关节疼痛等病症。

（六）健康产业滞后，技术、产品和服务均落后于发达国家

以医疗、医药、保健、康复、服务、养老为主体的健康产业在我国尚属新兴产业，目前还发展得很不充分。发达国家健康产业占GDP比重普遍超过15%，我国健康产业仅占GDP的4%～5%，低于许多发展中国家。美国健康产业总值约1.5万亿美元，中国只有400亿美元。中国拥有的生物制药企业约6000家，但规模小，研发力量薄弱，生产的药品97.4%为仿制类药物。以中草药为例，许多国外企业通过购买我国的原料药和中药饮片进行二次加工后销售，形成高附加值的药品或功能性食品，经销国际市场或返销中国，而我国进入国际主流市场的主要是低附加值的原料药、中间体、食品和添加剂，到目前为止，还没有一个中药品种是以药品身份进入国际主流市场的。世界各国功能食品市场以年均10%的速度递增，远超年增2%的一般食品。国外老年食品、用品、辅具等已有几万种，我国只有几千种。

二、影响健康发展的主要误区

在影响健康发展方面，有四个方面误区需要尽快调整。

（一）过分强调医疗的作用，而忽视其他因素特别是生活方式的重要作用

世界卫生组织认为，影响健康的要素中，遗传占15%，自然和社会环境占17%，医疗占8%，生活方式占60%。占比最高的生活方式，包括合理饮食、适量运动、愉悦心情和社会参与，目前并未引起我国居民的足够重视，往往被认为个人行为和家庭习惯，政策层面也有偏颇和缺失，往往过分强调医疗作用而忽视生活方式的引导。其实目前许多慢性病都是吃出

来的，尤其50年代出生这一辈是慢性病的主要承载者。注意调养和改善生活习惯，可以使60%以上的疾病得到预防和自愈。适度运动、旅游休闲对人的健康同样具有积极作用。耶鲁大学研究表明，超过75%的常见疾病都是情绪性疾病，适度运动、旅游休闲，被研究人员称为情绪的缓释剂，可以使人疏情缓压、愉悦身心、调节情绪、强身健体，从而降低罹患各类慢性疾病的概率。而目前运动并没有成为人们的普遍自觉和生活习惯，配套的设施设备也很有限，带薪休假、职工疗养大多难以落到实处。

（二）过分强调外部介入，而忽视人自身在健康中的主导作用

按照系统医学理论，人是一个开放复杂的系统，具有自我修复能力，可以维持一种稳态和过渡态，使一些疾病在体内得到修复。这种自愈力，是人体与生俱来的潜能，具有巨大的神奇力量，不会因年龄增长而消失。它包括人体中各种各样的激素，其排列组合可以配出人体自愈的几十种药方，还包括由免疫力、排异能力、修复能力、内分泌调节能力、应激能力等组成的自愈系统。人有不适，它可以迅即调整人体功能，达到治疗的目的，大多数的小毛病如感冒、小伤口、轻度三高、失眠、轻度发烧、腹泻等都可以自愈，不吃药也能好。从某种意义上说，医生治病就是激发和扶持人类机体的自愈力，最终治好疾病的，不是药，而是人们自己。而这种自愈力往往被忽视，并没有充分开掘。人们对它缺乏认知，过分依赖医院、依赖药物，小病大治、无病也治，开大方、开人情方，一人看病全家吃药，这种现象也很普遍。

（三）过分强调治病，而忽视前端预防和后端康复的积极作用

预防为主、防治结合是我国一贯倡导的医疗卫生方针，但现实中人们往往忽略预防，有病了才去看病。我国的医疗服务体系完备，但健康服务体系缺失，人们难以获得必要的预防指导和健康干预。医院大多是检查、开药、打针几步曲，缺乏对患者的防病指导和愈后康复指导。康复医院总量不足，愈后疾病复发的现象很突出。中国人一生的健康投入，60%～80%都花在临死前一个月的治疗上。预防和治疗严重分离，忽视对健康危

险因素的控制与管理，是导致我国慢性病及其并发症发生率难以控制的主要原因。有研究表明，预防能够有效节约医疗费用和资源。以糖尿病为例，目前 2 亿糖尿病患者中，有 3 千多万人患糖尿病足，60% 的截足者因糖尿病所致。糖尿病足病一个疗程就要花掉 3 万元，3 千多万人就要花掉 900 多个亿，如果关口前移，防患于未然，只需每人 300 元就可解决隐患。

（四）过分强调躯体健康，而忽视心理健康等其他方面的健康内容

世界卫生组织认为，健康是指一种身体上、心理上和社会适应方面的良好状态，包括躯体健康、心理健康、社会适应良好和道德健康四个方面，其中躯体健康是一个人健康的重要标志之一。现实中人们往往偏重于生理而忽视其他因素，尤其是对心理健康的忽视问题更为突出。目前心理类疾病呈现出比单纯躯体类疾病更突出的态势。73.6% 的城镇居民处于心理亚健康状态，尤以老年人和 30 多岁职业群体最为突出。1/3 老人患有不同程度的心理疾病。以银行业为例，超半数的职工心理健康状况不佳，超 1 成的职工存在重度抑郁倾向。而 60% 的抑郁症患者并不知道自己患病，只有 10% 的患者接受治疗。精神心理类疾病具有高患病率、高致残性和高社会危害风险的特点，应引起更多关注。还有对健康的理解也容易偏颇，有的人认为没病就是健康，其实这是一种传统的健康观，现代人的健康观是整体健康，老年人有些功能性的退化不能说是疾病。健康不等于没病，没病也不等于健康。

出现上述问题有历史沿革、观念习俗、体制障碍和利益博弈等多重因素，解决上述问题必须坚持以政府为主导，加强顶层设计，完善政策配套，强化舆论引导，发挥社团优势，推动全民参与。

三、破解健康难题的当务之急

（一）应把更新健康观念，推行健康科学生活新方式摆在更加突出的位置

几年前卫生部门曾部署全民健康生活方式行动，由于缺乏刚性措施和

医疗体制的局限，普及健康知识、预防控制慢病的任务并未真正落到实处。政府部门应把倡导和推行健康科学生活新方式作为实施健康中国战略的重中之重，加强政策研究、业务指导、工作推动和资源配置，发挥社会组织的积极作用和媒体优势，营造有利于培育社会健康理念、提高公民健康素养和能力的社会氛围。同时根据不同人群的特点有针对性地做好健康促进和教育，让健康知识、行为和技能成为全民普遍具备的素质和能力，形成自主自律的健康生活方式，推动把"每个人是自己健康第一责任人"的理念落到实处。国务院发起的健康中国行动，特别强调了树立正确健康观和健康生活方式的加快推广，是恰逢其时地抓住了关键。

（二）应尽快实现"疾病"中心向"健康"中心的转移

建立起与医疗体系形成互补的健康服务管理体系。中心转移的问题提了多年，但并没有实质性的改变。这次健康中国行动再次提出中心转变问题，并明确写入指导思想。我认为实现这一转变既有工作理念的更新，更有工作体系的调整。在工作理念上，应树立大健康理念，跳出从医疗卫生角度抓健康的思维定式和体制局限，充分认识建立与医疗体系并驾齐驱的健康服务管理体系的重要性和紧迫性，切实把健康服务体系建设摆上应有位置。在工作体系上，应从国情出发，借鉴国外先进经验，切实加强顶层设计，完善政策保障，建立制度框架，打造过硬团队，形成整体合力，确保健康服务管理体系及早建立，在政策上体现全局性、系统性，在实践上体现可行性、可及性，在效果上体现全员性、全程性，实现对全体人民全生命周期的健康管理。

（三）应更加注重"治已病"向"治未病"转变

推动医疗机构关口前移，切实担负起预防指导、慢病干预和愈后康复的主体责任。针对慢病日趋严重、医疗资源不足、医患矛盾突出的现状，医疗卫生部门应加大改革力度，打破条块壁垒，坚持重心下移，做强最需要提供健康服务的社区医疗卫生机构，大力发展全科医生和家庭医生，解决其总量不足、质量不高、待遇偏低，岗位吸引力不强的问题；同时还应关口前移，赋予各级医院新的职能，要求医护人员都应成为健康知识传播者和慢病预防指导者；要求医疗机构都应履行好治未病、抓预防、促康复的重要责任，因地制宜开展健康咨询、健康讲座、健康服务、健康扶贫等活动，并注重加强与养老机构、相关企业、社会组织的互动合作，发展医养结合、康养结合。从长远看，这样做不仅不会增加医院负担，还会有效改善医患关系、减轻医院压力、节约医药支出。

（四）应重视发挥传统中医在治未病、防慢病中的独特作用

古老的中医在几千年发展历程中，为人类健康和疾病治疗做出了巨大贡献，民间的古方古法和中医名家不计其数，其价值不可低估。中医是经验医学，与西医相比，具有整体性、系统性和非对抗性的医学特征，在治未病、防慢病方面具有特殊功效。尤其中医有很多宝贵的养生思想，涉及形体锻炼、饮食起居、情志调节等多个方面，药膳、食疗更是特色，对许多慢病具有辅助治疗作用。现在有许多古方古法和中医名家散落民间，如不尽快开掘保护，将会渐渐失传，造成不可弥补的损失。政府应明确牵头保护古方古法、扶持中医名家的职能机构，动员社会力量参与抢救、开发和利用工作，出台奖励政策，开通绿色通道，保护优秀人才，放宽诊疗机构审批条件，促进民间中医古方古法转化为健康产品、健康技术和健康服务，作为有价值的民间非物质文化遗产加以传承。

（五）应更加完善推进全民健康的法律政策体系和社会保障体系

一是尽快出台健康立法。美国1973年就通过了《健康维护促进法案》，日本2002年通过了《健康促进法》。我国还没有保障全民健康的专门法律，与健康中国战略的实施不相适应。近年来我们多次提议将制定全民健康法列入日程，并制订或修订与之相配套的老年健康法、社会救助法、社会保障法和社会服务保障法等。去年人大通过了《基本医疗卫生与健康促进法》，这是个重大进展，但还是把健康促进与医疗卫生合在了一起，没有独立成法，这是个遗憾。二是尽快落实全民健保。与医保相比，健保是更为全面系统、主动有效的保障制度，是医保制度的进一步提升，

不仅有利于国民健康和社会发展，也有利于整合开发医疗健康资源，疾病的治疗费用往往是预防费用的数倍甚至数十倍。三是尽快推行针对高龄和失能半失能老人的长期照护保险，这是 4000 万老人的刚需，政府应当兜底。目前已在部分城市试点，应抓紧总结，尽快研定，及早出台。日本推行的健康保险制度和长期护理保险制度，值得我们学习借鉴。

（六）应加大对新技术新产品的扶植力度，促进健康产业快速提升和有序发展

随着健康中国战略的实施，支持健康产业发展的利好政策紧密出台，健康产业发展方兴未艾。2016 年我国大健康产业规模已接近 3 万亿元，到 2030 年有望达到 16 万亿元。文旅产业也前景可观，2018 年，国内旅游超过 50 亿人次，预计 2030 年可达到 90 亿人次。但与发达国家相比，我们还有很大差距，尤其是健康领域的新技术、新产品比较滞后，创新成果的研究和转化落地不足，对健康企业的政策扶助、支持和引导不够，许多企业面临发展的困境。目前各路资本涌入健康领域的热情高涨，难免有盲目乐观、一拥而上的倾向。政府应进一步加大对健康企业特别是民营健康企业的支持力度，确保各项利好政策落实到位。对于健康领域新技术、新产品应给予更多扶持保护，加强规范引导和市场监管，防患在先，避免出现问题后大起大落、影响发展。

四、疫情给医疗卫生工作带来的新思考

新型冠状病毒肺炎疫情的暴发是新中国成立以来一次重大突发公共卫生事件。党中央果断部署、精准施策，全国上下勠力同心、共克时艰，在短时间内阻断了本次疫情传播，保障了 14 亿人基本生活，维持了社会安全稳定，彰显了我们的制度优势和民族凝聚力。一场疫情让全社会都深刻认识到健康是 1，其他是 0。卫生健康一旦出现问题，对社会稳定、经济发展的打击无比巨大。经此一疫，健康必将被摆在更优先的位置，人们的健康需求也更加旺盛，我们对健康工作也要进行深入反思。

（一）大力发展预防医学，疾病中心向健康中心的转移势在必行

国务院在《意见》中提出的从疾病为中心向健康为中心转变、从注重治已病向注重治未病转变，是一项具有战略意义的转移部署，疫情让我们更加深切感受到这一转移何其重要与急迫。传染性疾病是自然因素与人为因素双重叠加的结果，尽管具有不确定性，但也具有风险防范空间。我们的预防医学和体系都比较薄弱，从国家层面看，疾控系统力量不足，公共卫生投入有限，新型冠状病毒肺炎疫情暴发初期未能及时作出反应，说明在风险监测预警方面存有漏洞；从公众层面看，人们普遍缺乏预防知识和能力，对传染病危害更是知之甚少，多年形成对医院过分依赖，有病了才去看病，治未病、防患于未然并未成为人们的普遍自觉。实现中心转移必须加大力度，从政策和制度层面尽快破题。

（二）大力推进部门联动，建立体系完整、协作紧密的健康管理服务体系刻不容缓

多年来，我们依托人民代表大会、政治协商会议平台多次向政府呼吁，尽快建立贴近百姓、覆盖全民、与医疗体系互补的健康管理服务体系，疫情使这项提议更具现实意义。面对病毒的反复威胁及次生危害，迫切需要尽快建立体系完整、协作紧密的健康管理服务体系，全方位服务于健康、亚健康、各类疾病人群，着眼健康危险因素的评估和干预，对慢性非传染病和突发急性传染病采取精准高效的防治措施，实现健康管理防、治、管整体融合，促进后疫情时代"三个转变"：由单纯医疗服务向医疗与公共卫生综合服务转变；由单纯慢病防控模式向防病防疫并重模式转变；由单纯医学指标管理向多维健康影响因素管理转变。

（三）大力开掘中医药宝库，促进中西医融合发展迫在眉睫

中医药学是中华五千年文明的结晶、民族的瑰宝，主张道法自然、天人合一、阴阳平衡，揭示了人的健康与疾病的发生发展，形成了独具特色的健康文化，成为治病祛疾、强身健体、延年益寿的重要手段。世界卫生组织首次将中医纳入具有全球影响力的医学纲要。这次疫情，中医药全程

参与、深度介入，展示了在疫情防控和临床救治中的优势，全国中医药参与治疗率达90%以上，累计确诊的8万多患者绝大多数被治愈，中医药功不可没。应抓住这一时机，针对中医药发展中的薄弱环节，更加做好保护古方古法、扶持中医名家、发展药食同源、传承中医文化、促进医学融合和推动中医国际化现代化等工作，切实发挥好中医药在维护人民健康中的重要作用。

（四）大力宣传人人尽责，打造全社会齐抓共促的健康工作新格局恰逢其时

医疗卫生系统承担着维护人民健康的主体责任，在抗击疫情中做出了突出贡献，付出了巨大牺牲，4万多医护人员驰援武汉，他们的事迹感人至深、可歌可泣。抗击疫情又是一场人民战争，必须最大限度调动各方面积极因素，团结一致、众志成城，筑起有效抵抗灾害的钢铁长城。疫情中许多单位、个人捐款捐物，大批志愿者冒险奔赴一线，展现了团结互助精神和社会强大合力。正如习总书记所说，疫情防控不只是医药卫生问题，而是全方位的工作，是总体战。面对世界范围内仍在肆虐的疫情，国家应更加重视广泛动员社会力量，发挥社会组织、专业机构、企事业单位的联动优势，形成政府积极主导、社会广泛参与、人人尽责尽力的工作局面。

五、认真实施职工健康和老年健康促进工程

为贯彻落实健康中国行动意见精神，发挥工会等社会团体的组织、阵地和联系群众的优势，形成实施健康中国行动的整体合力，在全国总工会、国家卫生健康委员会、国家体育总局、国家文旅部、老龄办等有关部门的指导和支持下，中国健康管理协会联合相关协会和企业，共同发起并实施全国职工健康促进工程和全国老年健康促进工程（简称"双促"工程）。

"双促"工程以习总书记关于人民健康的系列重要指示为指导，以实施健康中国战略和《"健康中国2030"规划纲要》为统领，以更新健康观

念、推行健康科学生活新方式、倡导主动健康、积极健康、自主健康为主线，以推动构建贴近百姓、覆盖全民、与医疗体系互补的健康服务体系为目标，以面向4亿职工推广"三健"行动和面向2.5亿老人推广"三级医养模式"为重点，整合开发多方资源，运用现代科技手段，促进健康服务进企业、进机关、进学校、进社区、进商圈。以优化健康环境，提升职工和老年健康素养，助力健康中国行动的实施。

"三健"行动即面向4亿职工的"健康小屋、健康食堂、健康运动"行动。健康小屋是立足基层的健康服务管理终端，主要依托现有企业、机关和事业单位的职工之家、妈咪小屋和社区帮扶中心、妇女之家、残疾人工作站等线上线下平台来打造，面对面、点对点为职工提供最后一公里健康服务。包括健康教育、健康档案、健康干预、营养指导、运动指导、慢病调理、中医保健、心理疏导等内容，特色是自愿参与、主动健康、康养结合、人机互动、个性化服务，要求有固定场所和专人管理、有必备的监测设备和健康设施、有标准化制度化管理模式、有岗前培训和岗位要求、有统一标识和品牌。健康食堂是推动企业、机关、学校现有食堂设施进行标准化改造和社区健康食堂建设，引导各单位重视食堂管理、食品安全、营养配餐和膳食均衡，主要包括六个环节：一是食品供应，确保原材料绿色清洁无污染。二是食品制作，确保搭配均衡、营养丰富。三是就餐环境，确保干净、舒适、温馨、和谐。四是岗位要求，确保炊管人员经过培训，具备科学饮食理念和技能。五是健康教育，确保就餐人员及时获得健康指导。六是智慧就餐，配备营养师、个性化食谱干预、点餐配餐智能化等。健康运动是在体育部门专业指导下，面向企业职工特别是新区、经开区、高新区职工，大力开展群众性体育活动和健身运动。主要包括：开展各类体育赛事，促进中外职工体育交流；推广5K走跑运动，普及全民健身和锻炼标准达标测试活动；发展运动教育、体能测试、运动处方；推动运动场地场馆的配套建设和改建，开发运动产品和设备。

"三级医养模式"即面向2.5亿老人推广幸福长寿、幸福颐养、幸福护理。它是在国家卫健委、老龄办等部门支持下，针对我国人口老龄化发展趋势和不同年龄阶段老人需求特征推动建立的康养服务体系，它不仅强化居家和社区养老，更重视运用企业闲置资源和社会资源发展机构养老；不仅注重满足老人安养需求，更注重满足老人健康、文化、交往、价值等多样化需求；不仅立足于当前，更着眼于长远，应对十年二十年后高龄老人骤增的老龄化局面。第一级是针对低龄年轻活力老人，推广健康驿站和幸福长寿俱乐部；第二级是针对高龄包括半失能老人，推广幸福颐养院，打造"身边有亲人、隔壁有朋友，离孩子一杯茶"的距离，距医保医院不超半小时车程的机构服务；第三级是针对长期卧床、完全失能失智老人，推广幸福护理院，为老人提供生活照料、康复训练、临终关怀等多项服务。三级医养模式以幸福长寿养老机构的百万会员为基础，已在北京、南京、广州等地先行试点。

"双促"工程是贯彻健康中国行动的积极举措，是民生建设的重要内容，也是调动汇集各方力量、助力健康中国行动的工作载体，目的是为了更好地发挥社会组织优势，为相关单位搭平台、聚资源、通路径、促规范、推落地，共同参与健康中国行动。"双促"工程的有效实施，将会造福广大职工和老年群体，为健康中国建设添砖加瓦。

构建全民健康管理体系，势在必行

程功明[*]

构建全民健康管理体系，是中国健康管理协会根据习近平总书记"没有全民健康，就没有全面小康"等一系列指示精神，在"实施全面健康管理、建设全民健康中国"实践过程中提出的一个新思路、新概念。其核心内容是，构建与医疗系统并驾齐驱、相辅相成的全民、全时、全程、全面、全新的"五全"智慧健康管理体系。

一次疫情，一次大考，一次飞跃。新型冠状病毒肺炎疫情，使我们清醒地认识到，慢性病虽然成为人类健康的头号杀手，但是传染性疾病一天也没有离开过我们。全民健康管理体系的建立，就能综合发挥出预测、预防、预判、预警、治疗、康复、安宁疗护等一体化、配套化、连续化的"平战结合"的整体作用。这就是构建全民健康管理体系的战略性、重要性、紧迫性之所在。因此，构建全民健康管理体系，这是一件"顺天时、应地利、得人和、利未来"的大事、好事、大好事。

一、构建全民健康管理体系的时代意义

20世纪末，曾经有一场持续三年的"全球大讨论"，对21世纪的各种情况进行了探讨，各界精英人士包括数十位诺贝尔奖获得者都参加了这场大讨论，可谓高论频出、众说纷纭。但最终得出了一个空前一致的答案：21世纪是人类的健康世纪，健康将成为人类的头等大事。健康专家们适时

---

* "健康中国50人论坛"成员，中国人民解放军总医院总顾问

提出了 21 世纪的健康理念：20 岁前养成好习惯，40 岁前指标都正常，60 岁前不得病，80 岁前不衰老，轻轻松松 100 岁，快快活活一辈子；自己不受罪，儿女不受累，节约医疗费，有利全社会。进入 21 世纪这 20 年来的实践证明，这个预判是正确的。现在"人活 70 古来稀""73 岁、84 岁，阎王不接自己去"的千年古语，逐渐地被人们淡忘；"起死回生、返老还童、长命百岁、长生不老"的千年期盼，则唤醒了人民大众的健康梦想！

健康管理是 20 世纪 50 年代末最先由美国提出的概念，现已逐步发展成为区别医院等医疗机构的专业健康管理机构，并作为第三方的服务机构和医疗保险机构或直接面向个体需求，提供系统专业的健康管理服务。虽然我国提出开展健康管理较晚，大约有 20 年的时间，但目前正在蓬勃地向前发展。2015 年经国务院批准成立了中国健康管理协会，标志着我国在国家层面推行全民健康管理的开始。从此，"一切为了人民健康"的理念，"为全民健康、为老人造福、为社会尽责、为国家分忧"的宗旨和"实施全面健康管理、建设全民健康中国"的目标，传遍神州大地，稳妥地推动着健康管理事业和产业的发展。

2016 年 8 月 19 日召开的全国卫生与健康大会，标志着我国卫生与健康事业进入了以治病为中心向以健康为中心转变的大健康时代。习近平总书记在大会上发表了重要讲话，他深刻地指出：要把人民健康放在优先发展的战略地位，以普及健康生活、优化健康服务、完善健康保障、建设健康环境、发展健康产业为重点，加快推进健康中国建设，努力全方位、全周期保障人民健康。会上还提出了"以基层为重点，以改革创新为动力，预防为主、中西医并重，把健康融入所有政策，人民共建共享"新的卫生与健康方针；会后还颁布了"健康中国 20—30 规划纲要"；2019 年国家又制定下发了"健康中国行动"指导意见等，一系列具体的方针方案和方法，有力地推动了预防为主方针的落实，适应了广大人民群众日益增长的健康需求。

二、构建全民健康管理体系的基本原则

2020 年年初，新型冠状病毒肺炎疫情的暴发，对国家治理体系和治理能力是一次大考，对全民也上了一堂"认清新时代、解决新矛盾、抓住新机遇、施展新作为"的大课，使我们深切感到"生命至上、健康第一"是人生的无价之宝和"爱健康就是爱国"的重大责任。因此，在构建全民健康管理体系中，必须精心设计并把握好以下原则：

（一）人民至上、以人为本

要紧紧抓住新时代人民日益增长的美好生活需要和发展不平衡不充分这个主要矛盾和以人民为中心的发展思想，并怀着"紧紧依靠人民、牢牢扎根人民、不断造福人民、千方百计满足人民对美好生活需求"的深厚感情，切实把居民的健康指标纳入政策指标进行检查考核，真心诚意、一心一意谋划好全民健康管理体系建设。

（二）生命第一、健康优先

紧紧抓住"健康中国战略和健康中国行动机遇"，以"保护人民生命安全和身体健康可以不惜一切代价"的历史眼光、宽广胸怀和坚毅勇气，只争朝夕地大胆推进全民健康管理体系建设。

（三）顶层设计、体系布局

紧紧抓住"把生命全周期管理理念贯穿城市规划、建设、管理全过程各环节"的新型城市建设战略思想，把健康融入所有政策中去，并且同卫生城市、文明城市、森林城市、智慧城市、美好城市、乡村振兴、特色小镇等建设统筹起来，按照顶层化设计、体系化布局、配套化服务、精准化施治的要求，积极稳妥地推进全民健康管理体系建设。

（四）预防为主、夯实基层

紧紧抓住"预防是最经济最有效的健康策略，要更精准更有效地防"这个核心重点，把窗口前移、资源下沉，加强乡镇村卫生院、卫生室和社区服务中心建设，夯实联防联控的基层基础，加大投入改造社区服务中心

和卫生院、卫生室，实打实地推进全民健康管理体系建设。

（五）依法施治、落实责任

紧紧抓住"全面提高依法防控、依法治理能力，在法治轨道上统筹推进各项工作"的总要求，在当地党委和政府的领导下，本着立足当前、放眼长远、总结经验、吸取教训的原则，抓紧补短板、堵漏洞、强弱项，该坚持的坚持，该完善的完善，该建立的建立，该落实的落实，有理有力有序地推进全民健康管理体系建设。

三、构建全民健康管理体系的主要内涵

健康管理就是通过系统检测和科学评估可能发生疾病的危险因素，帮助人们在疾病形成之前，进行有针对性的预防干预、阻断、延缓，甚至逆转疾病发生和发展进程，实现维护健康的目的。美国哈佛大学公共卫生学院的研究表明：只要进行科学的健康管理，80%的糖尿病和心脏病、70%的中风、50%的癌症都是可以避免的。健康管理在这样的趋势下，必将成为一个具有潜力的朝阳产业。这个体系的架构如下：

（一）依托医联体

就是依托县级医院、乡镇卫生院、村卫生室、城市社区健康驿站或医疗中心。不另起炉灶，另搭架子，这样就大大节省人力物力财力。

（二）充实健联体

简单地说，健联体就是健康管理联合体，这是新时代大健康以预防为主的新型健康机构。充实健联体，就是要把以预防为主的健康教育、健康检测、健康评估、健康干预等理念、设施、技术、手段充实进去。

（三）打通网联体

就是把医联体、健联体构成一个大网络。这个网络，要纵到底——就是从市县卫生健康委员会、疾控中心、中医继承和发展委员会、医院，一直到村卫生室、每家、每人；横到边——就是在本区域内，医院与医院之间，卫生院与卫生院之间，卫生室与卫生室之间都要联网，让每个人的电

子健康档案都与其电子病历无缝衔接，以适应每个人的需求；并逐步做到，个人有健康监测腕带、家庭有健康检测套装、社区有健康服务驿站、县市有健康管理院，达到对每个人的健康状态能实施动态化、实时化、可视化的管理。

四、构建全民健康管理体系的显著功能

健康管理面向的主要对象是90%以上的健康人群、亚健康人群、慢病人群和病后需康复的人群；主要目标是，使健康人群更健康，使亚健康人群变健康，使慢病人群逐步缓解，使患病人群逐步康复；主要手段是唤醒健康意识，养成健康习惯，实施健康检测，评估健康风险，制定健康方案，进行健康干预，为人民群众提供全周期、全方位、连续可及的健康服务。

（一）预防功能

通过检查监测，发现健康问题。由当地政府负责组织，村卫生室和健康驿站负责实施，对所属人员一人不漏地进行健康筛查，并按照卫健委的要求，建立起每个人的电子健康档案；通过评估分析，了解健康问题。评审组要对每个人的健康状况进行认真的分析，拿出一份客观公正科学的评估意见；通过科学干预，解决健康问题。以对每个人健康专科评价意见为依据，制订有针对性的健康促进计划，追踪计划执行情况和效果，并根据动态情况适时调整，以达到健康促进目的。

（二）预警功能

疫情监测预警贵在及时准确，要建立智慧化预警多点触发机制，健全多角度监测预警机制，为保障人民生命安全和身体健康筑牢制度防线。农村卫生室和社区健康服务驿站直接面对群众，是守护人民健康的"前沿哨所"。在人民群众中，如果卫生健康上一有"风吹草动"，他们反映最直接、最敏感、最快捷。因此，要经过教育培训，使他们树立风险意识，时刻绷紧疫情防控这根弦，既能防病看病，又能"识危报警"，遇到疫情能做到早发现、早报告、早隔离、早治疗；在正常情况下，能做到早筛查、

早发现、早干预、早康复。因此，要加强农村、社区等基层防控能力和预警能力建设，织密织牢第一道基层预警线，进而提高体系化应对能力水平和全民预警素质和能力。

（三）康复功能

目前，我国慢性病死亡人数占总死亡人数的80%，其医疗费用占总医疗费用的70%，慢性病已成为危害我国居民的头等杀手。然而，我国健康管理人才奇缺2000万。美国3亿人口，2012年有专业健康管理师31万，预计今年将增至73万，每10人中有7人享有健康管理服务；而我国14亿人口，每15万人口中才有一名健康管理人员。实践证明，大量慢性病人群、亚健康人群和院后需要调养的人，都可在基层、家里进行康复。在整个康复过程中，都可以中医中药、改善生活方式、食疗为主，理疗、体疗、氧疗、乐疗等非医疗手段管理为主，这样既能减轻大医院的医疗压力，又能方便人民群众养生保健，更能节省大量的医疗健康资源，一举多得。我们相信，这个功能在"大疫"之后，一定能更好地发展起来。

五、构建全民健康管理体系的难得机遇

我们已进入以"人民至上、生命至上、健康第一"为特质的新时代。在这个新的历史阶段，我们的头脑、眼光和思维必须紧紧跟上，否则就要落伍，甚至会被飞速发展的形势所淘汰。习近平总书记在参加十三届全国人大三次会议湖北代表团审议时指出：要大力开展健康知识普及，倡导文明健康、绿色环保的生活方式，把全生命周期管理理念贯穿城市规划、建设、管理全过程各环节。习总书记的重要指示，是在深刻总结防控疫情经验教训基础上，提出的新时代新型城市和新基建建设的科学模式，为我们在疫后构建全民健康管理体系，指明了方向，展现了全新的机遇。

大健康产业将是一个超10万亿的巨大蓝海市场。我们可以从构建全民健康管理体系为切入点，进而拓展到智慧城市新基建、大数据、医疗健康等方面。在这个基础上，再向更大范围展开，向有条件的城市发展。抓住了这

次难得的机遇，就能迈向以大健康为核心的创新型城市建设的新领域。

要把单纯治病的医院逐步改造成为"健康管理型医院"或"健康管理院"。这种"医防协同"的形式可以为人民群众提供预防、医疗、康复、健康促进一体化健康服务的新型健康服务机构，必将是未来的主体。今后，无论是国家干部、企业老总、全体国民，每年都要依法进行半个月休假和康养，健康管理院，就是承接这个任务最佳之地。

在有条件的城市建设一座综合性强、名副其实的"健康科技产业园"，以填补全国科技产业园的空白。在这个科技园内，有健康科技研究院、健康人才培训学院、国医馆（从太极、针灸，到检测、治疗）、健康养生美容院、智慧城市和智能家居设计院、中华长寿城、银发商厦（老年用品研究、展示和销售）。总之，要加快数字经济、生物医药、医疗器械、生命健康等产业发展，实现以生命为主体的全生产链布局。

在有条件的城市建设一座全生命周期（从子宫到坟墓）健康服务机构，从婚前、孕前、产前检查开始——分娩——亲子教育——托儿所——幼儿园——小学——中学——中老年健康管理——活力养老——健康保险——临终关怀等一系列的健康管理服务。这几点新机遇同"长寿时代、健康时代"的要求是一致的。因此，我们认为也是可行的。

六、构建全民健康管理体系的必备条件

实施全民健康管理、保障人民身心健康是一个系统工程，涉及立法、行政、管理、产业、科技、经费等多领域、多层次、多方面。没有政府政策扶持是搞不定的，没有企业资金投入是搞不起的，没有医疗支撑是搞不好的，没有社团推动是搞不活的，没有市场运作是搞不久的，没有信息化手段是搞不成的。因此，要把全民健康管理体系建好，必须创造以下条件。

（一）政府主导、政策扶持

各级政府要将健康融入各项政策的制定中，促进政府履行在健康管理

领域里的制度、规划、政策、监管等方面的职责；由政府牵头，以国家卫生健康委员会为主，教育、宣传、民政、科技、社保、体育、环境和红十字会等多部门共同参与，成立"全民健康管理体系建设领导小组"，发挥政府在构筑个人、家庭、社区、城市环环相扣的健康管理服务链条中的主体作用。

（二）企业投资、全民参与

调动企业参与全民健康管理的主动性和能动性，促进企业积极参与。全面普及健康管理知识，重点抓好全民易学易行的健康知识普及，积极开展各类有益健康活动，让健康养生走进千家万户，形成人人具有良好生活方式、健康饮食习惯和安全用药习惯，在全社会形成人人了解健康知识、人人参与健康行动的健康促进氛围。

（三）医疗支撑、医保跟进

不断推动医院开展健康管理新技术、新业务和新项目的研发，促进健康管理人才的培养；拓展健康管理学术交流；推进全民健康管理适宜技术研发；实现全民健康管理科技成果转化。在健康管理上探索先进模式，在健康技术上追求不断创新，在健康服务上建立标准规范，与保险公司一道，探索"医保跟进、健保牵手"的新途径，使全民健康管理形成良性循环，在健康保险上形成实质支持。

（四）社团推动、牵线搭桥

充分发挥社会团体的健康教育宣传作用，积极营造开展健康管理的环境和氛围，推动制务标准和技术规范，包括健康管理服务相关标准、健康危险因素干预方案、运动干预方案、心理干预方案和保健养生方案等。大力开展健康教育行动，精心组织健康管理志愿者活动，深入街道、住户做好宣传教育工作，使健康管理变成群众的自觉行动和习惯。

（五）市场运作、持续推进

健康管理需要市场化运作。市场负责培育形成全民健康管理服务的产业链，通过规范完善市场管理模式，营造平等参与、公平竞争的市场环境，不断增加健康管理服务供给，提高健康管理服务质量和效率，为人民群众提供方便可及、价格合理的各类健康管理服务和产品，满足健康管理服务多样化、多层次需求。

（六）信息手段、网格管理

健康管理信息化是前提基础。没有信息化的手段，实施全民健康管理就是一句空话。因此，要牢固树立起"一网天下、无'网'不胜"的科学技术观念，以云计算、大数据、互联网、物联网、智联网为基础，推动健康服务的网格化、家庭化和人性化，科学构建全民健康管理预测、预警、预防体系，使服务人群、基础设施、大型医院、智慧城市融合为一体，建立互联互通、实时可知、变化可视、资源可控的智慧健康管理体系。

附："五全"健康管理的具体表述

"五全"健康管理是与医疗系统并驾齐驱、相辅相成的全民、全时、全程、全面、全新的智慧健康管理体系。全民健康管理。要以"普及健康生活"为重点，树立"预防为主、主治未病"的科学保健观念，实施从城市到乡村，不分男女老幼、全生活方式的全民健康管理。全时健康管理，要以"优化健康服务"为重点，树立"生活规律、律己成习"的科学养生观念，实施从起居到作息，不分白天黑夜、全生物时钟的全时健康管理。全程健康管理，要以"完善健康保障"为重点，树立"生老病死、死得其所"的科学人生观念，实施从子宫到坟墓，不分贫富贵贱、全生命历程的全程健康管理。全面健康管理，要以"建设健康环境"为重点，树立"天地人和、和谐共生"的科学健康观念，实施从大地到天空，不分天南海北、全生存环境的全面健康管理。全新健康管理，要以"发展健康产业"为重点，树立"科学生产、产研结合"的科学发展观念，实施从生产到生活，不分工业农业、全生产环节的全新健康管理。

坚持以预防为主的健康策略

陈　剑*

　　党的十九大做出"实施健康中国战略"重大决策部署，强调坚持预防为主，倡导健康文明生活方式，预防控制重大疾病。2016 年 10 月，党中央、国务院发布《"健康中国 2030"规划纲要》，提出了健康中国建设的目标和任务。2020 年 7 月，国务院公布《关于实施健康中国行动的意见》，提出加快推动从以治病为中心转变为以人民健康为中心，动员全社会落实预防为主的方针，实施健康中国行动，提高全民健康水平。加快推动从以治病为中心转变为以人民健康为中心，彰显预防是最经济最有效的健康策略，可以让健康更简单。

　　坚持预防为主，促进人民健康，首先要维护食品安全、药品安全、医疗检查安全、运动器械安全等。其中，确保食品安全、药品安全是重中之重。以食品安全为例。食品安全源头在农产品，基础在农业，必须正本清源，把农产品质量抓好，用严谨的标准、严格的监管、严厉的处罚、严肃的问责确保广大人民群众"舌尖上的安全"。在建设健康中国的每一项具体行动中，都需要树立安全意识，贯彻安全法律，完善安全体系，加强安全监管。

　　从影响健康因素的前端入手，把预防为主的理念落到实处，是健康中国行动的一大亮点。健康的身体源自健康的生活方式。通过生活方式的改变，倡导健康文明生活方式，抵制不健康的生活方式，能极大地推动全民

---

* "健康中国 50 人论坛"执行主任

34

健康水平的提升。合理膳食、科学运动、戒烟控酒……养成健康生活方式，对于建设健康中国具有基础性意义。世界卫生组织发现，在影响健康的因素中，生物学因素占 15%，环境影响占 17%，行为和生活方式占60%，医疗服务仅占 8%。可见，获得健康最简单也是最有效的方法、个人健康管理最日常也是最重要的策略，就是培养健康生活方式，把健康融入生活的方方面面。每个人都是自己健康的第一责任人。每个居民都可以掌握自我保健的基本知识和技能，进行日常自我保健、自我养生。有一些常见疾病，也可以自我调理，让自己成为自己最好的医生。

让健康更简单，还意味着更多运用低成本、高效益的促进健康方法。例如，在运动健康方面，跑步、游泳、打乒乓球等常见运动方式更简单、成本更低，有利于促进健康。在疾病治疗和预防方面，一些经过历史检验的传统方法或许更简单、更有效；对于一些常见病来说，合理用药更有效。也就是说，促进健康，有时简单的方法或手段效果更好。特别是在一些经济不发达地区、一些家境并不富裕的家庭，这实际上也是一种更经济的现实选择。

让健康更简单，需要努力实现人人享有基本健康服务。《"健康中国2030"规划纲要》提出，健全政府健康领域相关投入机制，调整优化财政支出结构，加大健康领域投入力度，科学合理界定中央政府和地方政府支出责任，履行政府保障基本健康服务需求的责任。各地区各部门要贯彻落实中央精神，以农村和基层为重点，推动健康领域基本公共服务均等化，维护基本医疗卫生服务的公益性，逐步缩小城乡、地区、人群间基本健康服务和健康水平的差异，实现全民健康覆盖，促进社会公平。

实践健康管理理念，
做人民的"健康卫士"

蒋会成[*]

海南第一投资控股集团近年专注于深耕医疗健康产业，投资建设了省内首个肿瘤专科医院——海南省肿瘤医院，又开创性地打造了博鳌超级医院。在参与社会办医的发展历程中，越来越多地了解到国民健康状况，并且近距离接触到众多因病致贫、因病返贫的患者，许多鲜活的病例都在敲响警钟。在多年医保体制下，人们形成了"治疗为主"的思维定式，即重疾病、轻健康，重治疗、轻预防，重药物、轻营养。而在这些观念指导下的行为方式，为健康埋下了隐患。特别是近年来，肿瘤发病呈年轻化和高发趋势，健康管理应当引起人们的充分重视，并为此付诸实践。

一、健康管理日益受到重视

随着国家经济和技术水平的快速发展，中国在整体健康结果方面成绩显著，居民的健康水平和预期寿命显著提高。2018 年，中国居民人均预期寿命达到 77 岁，比 2010 年提高 2.1 岁。人民健康水平总体上达到中高收入国家的平均水平。但是，慢性病成为威胁居民健康的一类重点疾病，亚健康群体的健康问题也愈加凸显。据中国疾病控制中心统计，全国目前有 7 亿多的亚健康人群，2 亿多的慢性病患者。养生保健观念的日益普及，

---

[*] "健康中国 50 人论坛"成员，海南第一投资控股集团董事长

说明人们越来越关注亚健康，明白做好健康管理将对工作和生活有着积极影响。

二、要把健康作为一种资源进行管理

健康管理是一个比较新颖的概念，引入我国只有 20 年左右时间，是指一种对个人或人群的健康危险因素进行检测、分析、评估和干预的全面管理的过程。实践中可以运用信息和医疗技术，在健康保健、医疗的科学基础上，建立一套完善、周密和个性化的服务程序，其目的在于通过维护健康、促进健康等方式帮助健康人群及亚健康人群建立有序健康的生活方式，降低风险状态，远离疾病；而一旦出现临床症状，则安排就医服务，尽快地恢复健康，有效降低医疗支出。简单来说，健康管理就是把健康作为一个目标，把它作为最重要的资源管理好。

三、上医治未病，健康管理的重点在于早干预

过去把重点和资源都放在疾病的治疗上，但是实践表明，这并不能控制疾病的发生，而且费用越来越高，负担越来越重。进入 21 世纪以后，医疗资源，特别是疾病治疗手段有特别大的进步，但是，高速度的社会发展、快节奏的生活状态，人们的压力越来越大，几乎所有的慢性病发病率都在上升。因为医疗的重心主要放在下游，我们医疗水平很高，医护人员也很敬业，但是并没有控制慢性病上升的势头。于是，健康管理应运而生。

虽然健康管理在国际上只发展了半个世纪，但是跟我们国家一个由来已久的理念非常相似——治未病。中医讲"上医治未病"，人们习惯了"有病治病"的概念，总是有病了，才意识到健康问题，才会更加关注，才会到医院。在没有症状的时候，就默认自己是一个健康的人，但其实可能是一个高风险疾病的携带者。许多患者拖延到发病再治疗，不止治愈率降低，还要承担高风险以及高额医疗支出。

在多年运营肿瘤医院的实践中，我们深刻意识到，早发现、早诊断、早治疗是防治肿瘤的关键所在，对肿瘤治疗有着重要意义，不仅能帮助患者节约 60% 的费用，还能使患者手术后五年生存率大幅提高。人们习惯于谈肿瘤色变，但人们往往意识不到肿瘤是可干预的，包括心脑血管疾病、糖尿病等许多疾病都是可干预的。现代医学研究表明，不少疾病病因主要不是生物因素，而是由不良的生活方式、心理因素、环境因素等引起的，因此，疾病特别是慢性非传染性疾病的发生、发展过程及其危险因素具有可干预性。这奠定了健康管理的科学基础。

针对已经确诊的患者，我们已经有比较高水平的医疗技术可以实施针对性的治疗，但是还有很多高风险因素为健康"埋雷"。如果能够把干预、教育的工作提到前面，早些筛查这些高风险因素，通过技术手段在早期进行预警，对公众健康无疑将有着非常积极的影响。在办医实践中，第一投资努力引导、呼吁大家重视的这个方面，希望能够帮助人们形成积极的健康管理理念。

四、保障人民健康已到国家战略高度

党的十九大将"实施健康中国战略"纳入国家整体发展战略统筹推进。2016 年 10 月 25 日，中共中央、国务院颁布了《"健康中国 2030"规划纲要》，提出推进健康中国建设，把人民健康放在优先发展战略地位，将促进健康的理念融入公共政策制定实施的全过程，倡导健康文明的生活方式，树立大卫生、大健康的观念，从过去以治病为中心转向治已病和治未病并重，最终向以人民健康为中心转变，提升全民健康素养，推动全民健身和全民健康深度融合，实现健康与经济社会良性协调发展。随着一系列规章制度的建立与完善，建设"健康中国"，全方位、全周期保障人民健康，得到空前的制度保障，共建"健康中国"的时代号角已经吹响。

五、将健康管理理念贯穿办医全过程

在办医实践中，海南第一投资控股集团坚持把健康管理的理念贯穿始终，把管理人的健康作为首要目标，为群众打造"健康保护罩"。

在医院建设方面，坚持治疗和预防并重。海南省肿瘤医院为海南省最高肿瘤防治机构，同步建设了海南省肿瘤防治中心，承担海南省肿瘤慢性病的防治任务，拥有完善的肿瘤专业学科体系，设置医疗科室51个，建设有高级别分子影像中心和分子病理中心，并引进了世界先进的回旋加速器、PET–CT、SPECT、PET–MR、直线加速器、模拟定位机、CT模拟定位机、后装治疗机、CT、MR、DSA等进口高端医疗设备1480余台/套，为慢病管理提供坚实后盾。随着机构的不断完善和发展，将实现肿瘤高危人群的基因检测、健康管理，患者的慢病管理、治疗及康复等一体化，成为具有JCI标准化、肿瘤健康与慢病管理和治疗的国际化医学中心。

在体系建设方面，医院兼顾肿瘤预防、治疗、康复等全面快速发展，不仅在内部构建起肿瘤诊断、病理、检验和治疗的精准医疗体系，还对外联合省肿瘤防治中心牵头组建全省肿瘤专科医联体，形成覆盖全岛的三级肿瘤防控体系。

在疾病预防方面，不断加强健康管理中心建设，提供个性化健康管理服务。响应国家实施癌症防治行动，在省内率先落实城市癌症早诊早治项目，同时指导海口市8个社区卫生服务站（中心）开展癌症筛查工作，针对城市高发的肺癌、结直肠癌、上消化道癌、乳腺癌和肝癌等五大类癌症，开展危险因素调查、高危人群评估、癌症筛查和卫生经济学评估。

在肿瘤治疗方面，打破"单兵作战"的壁垒，实践MDT多学科会诊模式，让专病专治更加"专业"。组建院级MDT团队，每周固定对疑难病症进行全方位会诊，并在此基础上，成立肺癌一体化和甲状腺、乳腺诊疗中心，以及护理等不同专业MDT团队，实行"多兵种"联合作战，充分发挥各学科专长，最大程度为患者提供安全、科学、有效、优质的诊疗服务，使患者最大化受益。院内曾接诊了一个病例，文昌的周女士入院前已辗转多家大型医院数月余，一直无法查明腹部肿痛原发病灶。入院后第一时间我院启动了 MDT 会诊，汇聚核医学、超声、放射、妇科、结直肠、胃食管外科等专家，入院第三天就"揪出"了躲藏在子宫内的"元凶"，使周女士得到及时有效的治疗。截至 2019 年年底，海南省肿瘤医院已先后组织院级 MDT 会诊 205 场，包括各专业 MDT，累计受益患者达数千人。

在术后康复方面，着重干预患者的身体康复和心理康复。从对患者的心理干预、运动医学、营养学、中医学等方面，通过持续的康复指导，提高患者生存质量，延长生命周期。

在舒缓医疗方面，尊重患者的个人意志，给予患者适当的医疗帮助，让生命有温度。

在患者救助方面，考虑到大病治疗难以避开的经济压力，海南第一投资控股集团通过海南成美慈善基金会，为贫困患者提供大病救助，缓解家庭经济困境，帮助患者和患者家庭避免因病致贫、因病返贫的情况发生。

六、"保险＋健康管理" 推动形成良性互动发展模式

说起保险，它和健康管理颇有渊源。健康管理从发展开始便出现在保险业，其目的是为了减少保险公司的理赔风险。20 世纪六七十年代，美国保险业蓬勃发展，由此率先提出了"健康管理"的概念。保险公司将客户依据健康状况进行分类，将可能罹患高血压、糖尿病等疾病的人群分别交给不同专业的健康或疾病管理中心，采用健康评价的手段来指导患者自我保健，并对其进行日常后续管理，以增进客户健康，其结果是出现了减少医保赔付、提高参保人健康状态的双赢局面。可见，健康管理与健康保险之间存在着相互融合的天然纽带。

发展具有健康管理功能的健康保险是大势所趋。从健康管理的概念来看，未病先防和已病防变是两个重要组成部分。过去，保险企业更多侧重于治已病方面，而健康险的兴起，将重心逐渐前移到未病先防和已病防变，这就要求保险企业要实现从疾病后的被动理赔到主动健康管理的角色

转变，为参保人的健康提供更加多面的管理服务。借助其集中支付方的职能，成为参保人健康管理方案的提供者和托管人，通过主动介入参保人的风险管理过程，在健康险的服务中更多地引入健康促进、慢病管理、疾病护理等手段，打造预防、干预、就医、康复的健康管理闭环，将健康风险管理前置化、全流程化，整合健康服务资源、管理参保人健康发展曲线，探索"治未病"的发展新模式。这样，既能通过健康管理降低医疗费用、减少赔付，还可以加快产业链融合，提升客户体验，并不断满足最为迫切、供给严重不足的这部分特殊人群对健康保障的需求。

而保险实际是催生健康管理的一个很重要的手段。引入保险，有助于构建标准化、量化、个体化、系统化的健康管理服务体系，为开展多平台合作提供可能。健康管理的具体服务内容和工作流程必须依据循证医学的标准和学术界公认的预防和控制指南及规范等来确定和实施。健康评估和干预的结果既要针对个体和群体特征和健康需求，又要注重服务的可重复性和有效性。

政策层面也一直在引导保险与医疗健康产业的融合发展。2019 年 12 月 1 日，新版《健康保险管理办法》正式施行。其中新增了"健康管理服务与合作"内容，为健康管理服务和管理式医疗发展注入了"助推剂"。2020 年 9 月 9 日，中国银保监会发布《关于规范保险公司健康管理服务的通知》，进一步对保险公司开展健康管理服务提出规范性要求，同时也是促进相关机构提升服务质量和水平的重要举措。

无论海外还是国内，业界在保险和健康管理的结合方面已做了各类尝试，比如各种防癌保险与肿瘤防治服务的结合，或是慢病保险与慢病干预的融合，还有分子诊断基因检测与重大疾病保险的联接等，都是对行业有推动的尝试。

健康管理重在一个"管"字。如何能围绕"管"字守卫好居民健康，相信"保险＋健康管理"能够提供一个有效途径，合力提供全生命周期健康管理、健康干预等专业服务，提供从预防到治疗再到照护的服务闭环，进而推动整个大健康产业发展。在不断摸索的过程中，第一投资不仅要当好治疗疾病的"健康战士"，更致力于做好让人民群众远离疾病的"健康卫士"，助力实现"健康中国"战略，守护人民的获得感、幸福感、安全感。

"十四五"卫生健康发展规划
必须直面的七大问题

孟立联*

问题导向是规划编制与实施的基本原则。习近平总书记主持专家学者座谈会上强调：在实现"两个一百年"奋斗目标的历史进程中，发展卫生健康事业始终处于基础性地位，同国家整体战略紧密衔接，发挥着重要支撑作用①。改革开放以来特别是党的十八大以来，我国卫生健康事业坚持人民至上、健康优先的发展战略，充分发挥社会主义的制度优势，人民健康保障能力、保障水平不断提高，为实现两个一百年的第一个百年目标作出了重要贡献。但是，与人民群众的需要相比，与全球卫生健康事业发展的进程相比，我国卫生健康事业特别是医疗卫生事业还存在不少问题，面临一系列困难、矛盾。高度重视这些问题、困难和矛盾，对于全面实施健康中国战略，编制与实施"十四五"卫生健康发展规划，推动卫生健康事业高质量发展，具有重要意义。

一、"看病难"仍在

首先需要明确的是，中国不存在"看病难"。之所以出现"看病难"，且长期成为医疗卫生领域的一个突出话题，主要是指患者去"三甲"医院

---

* "健康中国50人论坛"成员，四川天府健康产业研究院首席专家，西南财经大学人口研究所兼职教授

① 习近平主持专家学者座谈会强调，构建起强大的公共卫生体系 为维护人民健康提供有力保障，http：//www.cac.gov.cn/2020 – 06/02/c_ 1592649327554162.htm.

尤其是著名医院看病"一号难求"。不少专家解读认为，这是由于优质医疗资源缺乏之故。因此，解决"看病难"，就是要扩大优质医疗资源，放大优质医疗资源效应。所以，医院升等级、建高端医院或以大型"三甲"医院为龙头建立医联体，成为不少地区"看病难"的解决方案。

客观地说，这虽然有道理，但并不是"看病难"的真正原因所在。自推进医联体、互联网＋、远程诊断等促进优质医疗资源措施下沉以来，"看病难"的问题还是没有得到根本缓解。基层医疗机构服务量虽然在增加，但所占比例一直在降低。三级医疗机构从2008年占总诊疗量的14.08%增加到22.26%（表1）。

表1　2008~2018年全国医疗机构诊疗及结构变化①

年份	总诊疗人次（亿）	人均诊疗（次）	三级医疗机构		卫生院、社区卫生服务中心	
			诊疗量（亿）	占总诊疗的比例（%）	诊疗量（亿）	占总诊疗的比例（%）
2008	49	2.7	6.9	14.08	11.19	31.68
2010	58.4	4.34	7.6	13.01	13.6	23.29
2013	73.1	5.4	12.4	16.96	16.6	22.71
2018	83.1	6.0	18.5	22.26	19.2	23.1

优质医疗资源并非可以任意扩大的量，放大优质医疗资源服务效率可以使更多的患者得到更好的治疗，但这不能改变优质医疗资源始终是社会紧缺资源的事实，即使采取"互联网＋""远程诊断"和"医联体"等多种形式，优质医疗资源始终都是稀缺的。优质医疗资源是一个动态概念，且优质医疗资源总量始终是有限的，不可能在任何时候都满足任何人的任何需要。随着全社会医疗水平的逐步提高，优质医疗资源的门槛也在提高，何况虚假优质医疗资源的充斥也无疑增大了普通民众对医疗资源的辨别难度。医疗供给与医疗需求始终都是一个金字塔结构。任何人为地扩大

---

① 资料来源：中国卫生健康统计年鉴

塔尖的做法，既是违反规律的，也是不符合现实的。纵然三级医院继续扩张，如果不遵循规律，"看病难"的问题都将继续存在。

不仅如此，患者或者需要看医生的人愿意舍近求远，不可忽视的原因或许与基本医疗服务的非同质化有关。我们都在强调重视公共服务的均等化，也就是提供相同数量的公共产品和公共服务，但对相同质量的公共服务有所忽视或并不在意。事实上，中国同医疗机构的诊断水平差异非常显著，即使是在同等级医疗机构之间，其诊断水平有时也是天差地别的。毫无疑问，这是影响就医意愿和医院选择的重要因素。安徽医科大学的一项综合研究显示，影响居民就医选择的主要因素，按其权重分别为医疗技术（33.2%）、就医便利性（28.5%）、就医费用（14.2%）、人文关怀（13.8%）、就医环境（10.8%）、医保政策（8.4%）、广告效应或有熟人关系（6.7%）[①]。如果基本医疗服务同质化能得到有效解决，就医便利性则成为就医选择的第一决定因素，社区及其他基层医疗机构则可以成为就医首选，"看病难"自然不复存在。

二、"看病贵"持续

近10年来，国家医疗卫生投入速度远超经济增长速度。2000年，全国政府预算卫生支出709.5亿元（人均54.77元），2007年为2297.1亿元（人均173.85元），2018年达到16390.7亿元（人均1179.12元）。从2000年到2018年，全国政府医疗卫生预算投入增加15681.2亿元，2018年政府医疗卫生预算投入是2000年的22.1倍。

政府医疗卫生投入，无论是总量还是人均水平，都保持了较高的增长速度。何以仍然"看病贵"？

一是投入结构的不合理，或者说投入分配失当。2010年以来，政府预算投入医疗卫生机构建设占全部投入的一半以上，投入医疗保障或者政府

---

① 田帝，周苑，周典. 中国居民就医选择供给侧影响因素的 Meta 分析［J］. 南京医科大学学报（社会科学版），2018，18（1）：9－13.

购买服务的却不足政府预算投入的一半（表2）。政府预算投入医疗卫生机构建设是必要的、必需的，特别是对于公共卫生机构，包括乡镇卫生院、社区卫生服务中心等基层医疗机构。从表中可知，政府预算投入医疗卫生机构建设的费用随着财政收入的增长每年逐步增加。2010年以来，公立医院总数虽然在减少，全国公立医院从2010年的13850个减少到2018年的12032个，减少了13.12%，但公立医院建设投入却从2010年的873.5亿元增加到2018年的2296.73亿元。

表2　2010～2018年政府卫生支出的内部结构①

年份	财政医疗卫生支出（亿元）	投向医疗卫生机构			投向医疗保障		
		金额（亿元）	占比（%）	投向公立医院占比（%）	金额（亿元）	占比（%）	医疗保险补助占比（%）
2012	8142.17	4400.55	54.05	12.6	3741.62	45.95	31.1
2013	9294.53	4893.32	52.65	12.6	4401.21	47.35	32.7
2014	10299.89	5341.64	51.86	13.5	4958.25	48.14	33.5
2015	12105.14	6296.14	52.01	14.4	5809	47.99	34.1
2016	13352.06	6938.49	51.97	15.8	6413.57	48.03	33.6
2017	14450.63	7549.8	52.25	15.2	6900.83	47.75	34.8

二是看病费用的增长。1990～1998年，全国门诊患者医疗费年平均增长25.9%，其中药费年平均增长24.5%；住院患者医疗费年平均增长23.7%，其中药费年平均增长22.0%。2001年，全国县级以上医院平均每次门诊、急诊费用93.6元，住院费用3245.5元②。2018年，包含卫生院、社区卫生服务中心在内的所有医疗机构，全国次均门诊费用274.1元，人

---

① 郭锋，张毓辉，万泉，等. 党的十八大以来我国政府卫生投入分析［J］. 中国卫生经济，2019，38（4）：9-12.
② 2001年全国卫生事业发展情况统计公报

均住院费用 9291.9 元①。2018 年与 2001 年相比，次均门诊费用涨了 1.93 倍，住院费用涨了 1.86 倍，如果剔除卫生院、社区卫生服务中心因素，次均医院门诊、急诊费用和住院费用至少上涨 2 倍以上。有关研究显示，农村居民个人自费的医疗费用、医疗保健费用（包括自费买药、买保健品等）占家庭消费总支出的比重，从 2009 年的 7.2% 提高到 2017 年的 9.2%；城市居民的费用比重虽经历了一次下降（2009～2013 年），但 2016 年又恢复到了 2009 年的自费负担水平②。近年来，取消药品加成、药品集中采购、集中谈判等一系列政策措施的实施，药品费用有一定下降。与此同时，检查费用、耗材费用则明显上升③，致使看病费用过高依然是一个突出的问题。

三、医护不协调

护理在医疗卫生服务中的重要地位在新型冠状病毒肺炎疫情应对中得到了切实的体现。全国驰援武汉应对疫情的 4 万多名医护人员中，其中护士达 2.86 万名，占医疗队总数的七成；重症医务人员中，护士 5500 余名，占总数的四分之三。

世界卫生组织总干事谭德赛指出，护士是任何医疗体系的支柱。在中国，护理地位一直没有得到应有的重视，护理地位不高，或者护理没有独立的地位。护理从属性强，独立性或专业性弱，导致医护不协调、不协同，这始终是一个大问题。

改革开放以来，护理地位有一定改观，但与医疗队伍的发展相比，与卫生健康事业对护理的要求相比，护理事业的发展既是缓慢的，也是不成体系的，护理作用发挥不好，护理功能没有充分体现（表 3）。2018 年，

---

① 2018 年全国卫生健康事业发展情况统计公报

② 朱凤梅．公立医院改革是如何影响医生诊疗行为的？"中国医疗保险"微信公众号，2020 年 4 月 25 日

③ 岳阳，医保数据告诉你：药品零加成未解决以药养医问题，《中国医疗保险》微信公众号，2019 年 12 月 27 日

全国每千人注册护士为2.94人，而在2010年德国却达10.8人，英国10.3人，加拿大10.1人，美国9.8人，法国8.9人，俄罗斯8.5人，巴西6.5人。2010年，日本、泰国、德国的医护比在1∶4以上。在护士床位比方面，许多国家都在1∶1以上。英国普通病房护士床位比为1∶1，高危床位比为2∶1，重症监护病房床位比5∶6①。而我国2018年护士床位比还仅为0.49∶1②。

表3　2008～2018年执业医师、注册护士结构变化

年份	执业（助理）医师	注册护士	医生护士比
2008	220	168	1∶0.76
2010	241	205	1∶0.85
2013	279	278	1∶0.99
2018	360.7	409.9	1∶1.136

注册护士总量不足，结构单一，学历较低，严重影响了护理质量和护理安全。诚如世界卫生组织《2020年世界护理状况报告》所指出的："投资加强护理人员队伍，不仅可促进卫生相关可持续发展目标（SDG）的各项具体目标，还可促进与教育（SDG4）、性别平等（SDG5）、体面工作和经济增长（SDG8）有关的可持续发展目标。"由于护理人员配备不足，住院患者的生活护理工作依靠家属或者护工承担，甚至以临时工的方式和待遇聘用护士，致使护理人员不能分层次使用，不能体现专科护士应有的地位。全国注册护士中，涵盖重症、急诊、伤口造口、手术室、老年、器官移植、肿瘤、糖尿病等20多个领域的专科护士，仅占总量的10%。全国注册护士中，一半以上只有中专学历，美国等欧美国家本科及以上学历占六成以上。

---

① 丁洪琼，谭严. 护理专业人才现状分析［J］. 护理研究：下旬版，2013（10）：3329 - 3331.
② 2018年全国卫生健康事业发展情况统计公报

不仅如此，医生内部结构不均衡也是十分突出。全科医生缺乏，家庭医生"签而不约"现象突出；病理医生素有"医生的医生"之称，缺口高达10万。2018年，全国共有麻醉执业（助理）医师7.66万人，平均每万人拥有0.5名麻醉医生，手术/麻醉医生比例为7~7.5：1。在美国，每万人拥有2.5名麻醉医生，手术/麻醉医生比例为3：1。如果按照欧美每万人需要2.5个麻醉医生的标准，中国至少还应该配备33万名麻醉医生。由于麻醉医师不足，全国麻醉分娩镇痛的开展率为16.45%，其中，三级公立专科医院的麻醉分娩镇痛比例为35.46%，二级公立综合医院仅为9.13%，均低于40%目标。西方国家如美国、英国等，分娩镇痛率高达85%[①]。

四、"医""防"不均衡

"防"，即未病先防（治未病），慢性病防治和传染病及突发性紧急公共卫生事件预防。所以不能重点关注传染病及突发性紧急公共卫生事件的预防和应对，反而忽视对未病先防、慢性病预防的重视。恰恰相反，有效的未病先防、慢性病防，既是提高人力资本存量的重要措施，也是增进人群健康的重要条件。

世界卫生组织研究表明，公共卫生的整体投入产出比可达1：5.5。"预防为主"是党和国家坚定不移的卫生工作方针，也是中华人民共和国成立以来我国迅速消灭恶性流行传染病、改革开放前全国人均预期寿命平均每年增长1岁多的重要原因。由于长期以来我国医疗卫生工作面临的主要矛盾是"缺医少药"，医疗卫生工作的基本思路和主要任务也是为了解决"缺医少药"，由此形成的思维惯性、问题惯性和行为惯性，导致重治疗、轻预防始终是医疗卫生工作中的重大问题。

---

① 凌肯.400万台不该开展的手术背后，是他们"治病还要倒扣工资"的魔幻现实．"丁香园"微信公众号，2020年5月31日

表4　2010年以来全国公共卫生投入及结构

年份	公共卫生投入（亿元）	基本公共卫生服务占比（%）	疾病预防控制机构	重大公共卫生专项（亿元）	其他公共卫生支出（亿元）	应急救治（亿元）	突发公共卫生事件应急（亿元）
2010	769	27.7	17.8	23	10.1	1.1	2.2
2011	1117	28.8	15.9	20	5.6	2.3	0.5
2012	1102	31	18.1	22.1	5.9	2.4	0.5
2013	1206	33.5	18	19.8	5.9	2.3	0.7
2014	1314	34.8	18.0	21	5.9	1.5	0.6
2015	1550	37.4	18.1	17.8	6.2	1.5	0.4
2016	1692	38	18.5	16.4	5.6	1.4	0.4
2017	1886	37	18.1	15.2	7.2	1.4	0.5
2018	2039	38.9	18.3	14.1	7.4	1.5	0.3

　　2003年SARS疫情暴发后，国家重组疾控系统，公共卫生投入逐年加大（表4）。2008年以来，全国财政公共卫生服务支出持续增长。2010年，全国公共卫生投入769亿元，到2018年增长到2039亿元①。分阶段看，2014年，国家"公共卫生专项任务经费"的项目拨款为5.29亿，2019年下降到了4.5亿，同比下降14.9%。反之，2014年对公立医院的财政拨款为36.19亿，到2019年，这一预算增加到50.23亿，同比增长38.8%。2019年国家卫健委公开的预算，全年投入到公共卫生宣传的拨款仅有700万元②。规模投入不足，再加上分配不均，公共卫生机构医生收入比同级医院医生收入差一大截，致使公共卫生机构人员人心不稳。由于医疗卫生机构存在公益一类、公益二类之别，仅靠财政拨款营运的公共卫生机构与其他拥有收费权的公立医疗机构存在着显著的结构性矛盾，即便经过2003年SARS危机后公共卫生体系的彻底重塑，公共卫生人员偏少和减少、技

---

① 杜创.中国公共卫生体系建设历程，短板及应对［J］.人民论坛，2020（Z1）.
② 刘爱国.疫情下的中国公共卫生体系，"钛禾产业观察"微信公众号，2020年2月13日

术储备不足的矛盾却是愈加严重。2007～2017年，疾控中心卫生技术人员年均下降速度为0.7%，且45岁以下执业医师占比由64.5%下降到42.7%，同期医院卫生技术人员年均增速超过6%，与2008年比较，全国疾控中心减少91个，占2008年疾控中心总数的2.57%；全国疾控中心工作人员减少0.9万人，减少4.57%；卫生技术人员减少0.9万人，减少6.04%。同一时期，全国卫生工作人员增长99.38%，卫生技术人员增长99.35%。

公共卫生工作人员留不住，不安心，仍然是全国疾控体系面临的重要问题。正是如此，不少人大代表、政协委员建议，将疾病预防控制中心由公益一类事业单位调整为公益二类单位，赋予疾控中心对外服务收费权，以改善疾控中心卫生技术人员收入偏低的状况[①]。本文不评论此类建议的可靠性、可行性，不过，疾控经费不足、人员待遇偏低的现象应该引起重视。2010年以来，全国公共卫生投入已由769亿元增加到2039亿元，9年时间增长了1.65倍，但增长的主要部分则是用于个人的公共卫生支出。基本公共卫生服务项目包括建立居民健康档案、健康教育、预防接种、0～6岁儿童健康管理、孕产妇健康管理、老年人健康管理、慢性病患者健康管理（高血压、2型糖尿病）、严重精神障碍患者管理、肺结核患者健康管理、传染病和突发公共卫生事件报告和管理、中医药健康管理、卫生计生监督协管、免费提供避孕药具、健康素养促进行动等面向所有人群的，面向特定年龄、性别、人群的和面向疾病患者的公共卫生服务项目共14项，以疾病患者为主要对象的公共卫生服务非专业公共卫生机构服务项目，成为乡镇卫生院、社区卫生服务中心重要的收入来源。

---

① 全国人大代表、福建省疾病预防控制中心主任郑奎城，全国政协委员、农工党广西区委主委蒋和生在2019年全国人代会、政协会的议案、提案，转引自孟立联策划、四川天府健康产业研究院出品《国是健谈—代表委员2019全国两会健康话题全记录》，《健康产业资讯》特1刊，2019年4月

五、中医药不充分

随着现代医学①的传入，中医药走入了波澜壮阔的跌宕起伏的新时期。民国初年爆发的"中医药存废之争"即在当时就已结束②，但其潜在影响一直伴随着此后中医药的发展。中西医结合在体制、政策上结束了中医、现代医学的互不理睬③，中医药发展进入了历史上最好的时期（表5）。2018年，全国中医类医院达到4566个，占全国医院总数的13.83%；中医类执业（助理）医师57.5万人，占全国执业（助理）医师的15.94%；中医类医院床位123.4万张，占全国医院床位的14.68%。

表5　中医药服务在全国医疗服务中的比重

医院	合计（个）	33009
	中医类医院（个）	3695
	中西医结合医院（个）	587
	民族医医院（个）	284
	中医类医院占医院总数的比例（%）	13.83
执业（助理）医师	合计（万人）	360.7
	中医类别（万人）	57.5
	中医类执业医师占执业医师总量的比例（%）	15.94

---

① 本文不使用"西医"而用"现代医学"这个概念，就在于我们并不认同现代医学与中医药是泾渭分明的两种医学体系。我们认为，现代医学是包含中医药在内的传统医学的更新、发展。"中、西医"之分别，与现代医学进入中国时的社会、政治、文化环境相关，把现代医学归纳为"西医"并提出废除"中医药"，应是"西化"的一部分。参见［英］普拉提克．查克拉巴提．医疗与帝国，从全球史看现代医学的诞生［M］．社会科学文献出版社，2019.

② 余新忠．清以来的疾病，医疗和卫生：以社会文化史为视角的探索［M］．生活·读书·新知三联书店，2009.

③ 中华人民共和国成立初期把"团结中西医"作为我党三大卫生工作方针之一，显示了当时中西医之对立。直到《中共中央、国务院关于卫生改革与发展的决定》（中发〔1997〕3号），将"中西医并重"作为我国新时期卫生工作方针之一，有关中医药要不要发展、要不要支持发展的争论才到此结束

续 表

执业药师	合计（万人）	46.8
	中药师（万人）	12.4
	中药师占执业药师总量的比例（%）	26.50
诊疗量	合计（万人次）	83.1
	中医类别（万人次）	10.7
	中医类别诊疗量占总诊疗量的比例（%）	12.88
入院量	合计（万人次）	25453
	中医类别（万人次）	3584.7
	中医类别入院量占总入院量的比例（%）	14.08
床位	合计（万张）	840.4
	中医类别（万张）	123.4
	中医类别床位占总床位的比例（%）	14.68

从表5可知，中医药服务占医疗卫生服务总量不足五分之一，其中诊疗量、住院量分别只有12.88%、14.68%，与人民群众对中医药的需求是不相称的。辽宁沈阳市的一项调查显示，老年人中医药养老服务需求率为55.33%[①]。重庆市的一项调查显示，94.4%的受访者曾经利用过一种或一种以上的中医药疗法，其中主要以中药和中药饮品为主，分别占77.2%和72.8%，但仅有14.8%的调查对象首诊会选择中医药疗法，48.9%会选择现代医学[②]。

中医药的博大精深是由中医药的文化属性决定的。"治天下其犹医乎？医切脉以知证，审证以为方……故治乱，证也；纪纲，脉也；道德刑政，方与法也；人才，药也。夏之政尚忠，殷乘其弊而救之以质；殷之政尚质，周乘其弊而救之以文；秦用酷刑苛法，以钳天下，天下苦之。而汉乘之以宽大，守之以宁一，其方与证对，其用药也无舛。天下之病，有不瘳

---

① 张东伟，金连峰，李旭阳，等. 医养结合模式下沈本新城地区老年人对中医药养老服务需求及影响因素的调查研究 [J]. 中国保健营养，2019，029（13）：397 – 398.
② 代晓颖. 重庆市卫生服务需方对中医药卫生服务的需求与利用影响因素的分析 [D]. 重庆医科大学.

者鲜矣。①"中医药的三重境界，或"上医治未病、中医治欲病、下医治已病"，或"上医医国，中医医人，下医医病"，均显示出中医药深厚的文化根基和对中医药从业者较高的文化要求。不能"入则进仕，出则救民"，没有家国情怀，是做不了中医的；如果没有较高的文化素养，如果没有多年的跟师学医经历，也是做不好中医的。另一方面，中医药较高的文化要求导致中医药知识普及难、学习难，导致一些人以中医的名义广行骗术、诈术。天津权健以自然医学的名义打造的保健帝国成就了400亿元的商业旗舰，旗下虽拥有药品 GMP（药品生产质量管理规范）认证的权健自然医学科技发展有限公司、大连权健中药饮片有限公司，认证范围均为中药饮片，但没有任何药品专利、中药保护品种。这种假药、劣药淘汰良药，庸医驱逐良医的氛围极大地败坏了中医药声誉，恶化了中医药发展环境。不仅如此，"中医思维弱化、中医评价西化、中医技术退化、中医特色优势淡化"，道地药材不"地道"等，导致中医药传承不足、创新不够、作用发挥还不充分②。

六、"医""险"不匹配

总体来看，基本医疗保险不足以支撑基本医疗服务。一方面，基本医疗保险支付范围规定过窄，报销比例过小，个人自付范围过大，自付额度较高，仍然是一个非常现实的突出问题（表6）。对照中国大陆与中国台湾地区的基本医疗保险，两者缴费比例差不多，台湾地区的全民健保个人门诊、住院自付费比例较中国大陆都不算高③。显然，检讨医疗保险制度、

---

① 徐春甫. 古今医统大全［M］. 人民卫生出版社. 1991.

② 江苏省人大常委会办公厅关于印送《关于检查〈中华人民共和国中医药法〉实施情况报告的审议意见》的函，2019 年 12 月 27 日

③ 根据中国台湾地区《全民健康保险法》，保险对象应自行负担门诊或急诊费用百分之二十。但不经转诊，而径赴地区医院门诊者，应负担百分之三十；径赴区域医院门诊者，应负担百分之四十；径赴医学中心门诊者，应负担百分之五十。保险对象应自行负担之住院费用如下：急性病房：三十日以内，百分之十；第三十一日至第六十日，百分之二十；第六十一日以后，百分之三十；慢性病房：三十日以内，百分之五；第三十一日至第九十日，百分之十；第九十一日至第一百八十日，百分之二十；第一百八十一日以后，百分之三十。保险对象有重大疾病、分娩、接受预防保健服务和山地离岛地区之就医，免自行负担费用

提高医疗保险效率，不应被忽视。2018 年，全国医疗机构医疗服务收入
30631.17 亿元①，人均医疗机构医疗服务费 2188 元，约占 2018 年人均卫
生总费用的 52.75%。其中，医疗保险支出 19945.73 亿元，约占医疗服务
收入的 65.11%；自付费 9379.26 亿元，占医疗机构医疗服务收入的
30.62%，人均自付费达 700 元。

表6　2019 年全国医疗保险收支情况②

医疗机构	职工医疗保险		居民医疗保险	
	政策内支付比例（%）	实际住院费用支付比例（%）	政策内支付比例（%）	实际住院费用支付比例（%）
全国平均	85.8	75.6	68.8	59.7
三级	85	73.7	63.6	53.5
二级	87.2	80.9	72.1	64.1
一级及以下	89.3	85.2	77.5	69.9

另一方面，商业健康保险在基本医疗支付中的比例明显偏低，显示商
业健康保险在医疗服务中巨大的成长空间。近年来，国家有关部门出台了
一系列加快商业健康保险的政策措施③，鼓励企业、家庭和个人参加商业
健康保险，商业健康保险得到快速发展。全国健康险、医疗险相关企业数
量达 694 家，2018 年健康险保单总数达 30638 万件，保费收入 6226 亿元，
平均每件保费 2032 元，健康险占人身险保费收入总额的 21.01%。即使如
此，商业健康保险占医疗费用中的支付比例依旧过低的格局并没有改变。
2018 年，全国商业健康保险赔付医药费 1307.94 亿元，约占当年医疗费用
总额的 4.27%，约占当年健康险收入总额的 21.01%④。

需要说明的是，商业健康保险主要还是疾病保险，对健康促进的作用

---

① 根据 2018 年全国卫生健康事业统计公报计算
② 2019 年全国医疗保障事业发展统计公报
③ 国务院办公厅关于加快发展商业健康保险的若干意见（国办发〔2014〕50 号）
④ 中国银行保险监督管理委员会统信部，人身险公司经营情况表

体现还不充分。目前，全国商业健康险产品达4000多个，但产品之间雷同程度高，主要是重大疾病保险、住院医疗费用补偿性保险和住院津贴等几类，如中国平安健康保险险种多达26种（表7），但都是以疾病保险为主要对象。推进以医疗为中心向以健康为中心转变，实现疾病保险向健康保险转变或疾病保险与健康保险并重转变，不再是仅仅为医疗和健康服务消费买单，而是借助其支付方的功能，成为消费者健康管理方案的托管人，在提供传统风险管控的同时，整合健康服务资源，推动健康促进和健康管理，促进未病先防、慢病干预。

表7 中国平安保险公司健康险险种

险种	内容	标准
成人重大疾病保险	保障30种重大疾病（含癌症）	5.95元起
儿童综合医疗保险	疾病、意外医疗、重疾、疫苗	44.2元起
E生平安·疾无忧	传染疾病保障	48元起
E生平安·疾无忧 plus	覆盖甲乙类法定传染病	48元起
E生平安·重疾险	中老年人意外、疾病	74.5元起
E生平安·重疾险	承保100种高发疾病	91元起
E生平安·防癌宝		130元起
女性关爱保险	涵盖女性特有癌症保障	70元起
儿童重大疾病保险	30种重疾保障	68.5元起
E生平安·百万医	不限社保，120种重大疾病	200元起
E生平安·津贴宝	住院津贴	100元起
职场综合医疗保险	意外、交通、医疗	8.8元起
少儿综合保险	疾病、意外、重疾等	144.8元起
成人全面重疾保险	轻重疾＋重疾双重风险	156元起
一年期重大疾病保险	覆盖常见重疾，特定疾病可叠加	50元起
重大疾病保险		100元起
家庭健康保险	本人和配偶	111元/人起
癌症医疗保险	癌症门诊住院医疗费用	14元起
少儿健康医疗保险	覆盖传染病、疾病住院、意外等	105元起
少儿重大疾病保险	覆盖常见重大疾病	65元起

险种	内容	标准
平安学生综合保险	6~18岁青少年校内外疾病医疗	210元起
住院医疗保险	意外、疾病全保障	222元起
家庭大病医疗保险		321元起
旅行健康保险	健康旅游险	2.4元起
幼儿医疗健康保险	传染病、意外、食物中毒疾病住院	120元起
少儿百万住院医疗保险	住院保障	200元起

七、医药不合理

随着社会分工越来越细，专业化程度越来越高，医药一家走向医药分家，虽然医生是处方者，但药品使用的合理、安全越来越需要药师的意见，执业药师从此进入医疗卫生领域，且成为医药服务的重要参与方。2018年，全国执业（助理）医师360.7万人，执业药师46.8万人，执业药师仅占执业（助理）医师的12.97%，执业医师与执业药师之比仅为1：0.15，扣除中医药类，执业医师与执业药师进一步下降到1：0.11。

表8 中国与发达国家、金砖国家药师比较[①]

类别	国家和地区	药师总量	药师人口密度	医师与药师之比（以医师为1）
发达国家和地区	美国	249642	9.1	0.31
	加拿大	27078	8	0.27
	澳大利亚	15339	7.5	0.78
	日本	241369	19.5	0.9
	法国	72160	12	0.27
	英国	48972	8	0.32

---

① WHO2010年统计报告，英国数据来自2009年国际药学联合会（FTP），中国数据来自2020年中国卫生统计年鉴及国家食品药品监督局

续　表

类别	国家和地区	药师总量	药师人口密度	医师与药师之比（以医师为1）
金砖国家	巴西	104098	6	0.19
	印度	592577	6.1	0.85
	俄罗斯	11521	0.8	0.02
	中国	382240	3	0.15

与其他国家特别是发达国家相比，中国执业药师与执业医师的结构明显不合理。中国1个执业药师应对9.09个执业医师（不含中医），在金砖国家中仅高于俄罗斯（表8）。由于执业药师数量不足，执业医师的药事知识缺陷等其他问题，导致普遍存在执业医师没有及时熟悉新的药品说明书、病程记录过于简单、药物使用无指征、药物选择不适宜、抗菌药物选择经济性不足、给药疗程不适宜、用法用量不适宜、联合用药不适宜、熔媒选择不适宜等问题，对人民生命安全和健康带来重大威胁（图1）。同一种药，有些患者使用就能得治愈，有些患者使用就无效甚至还出现不良反应，个体化的药事服务紧迫而重要。我国抗癌药物的有效率仅为25%，常

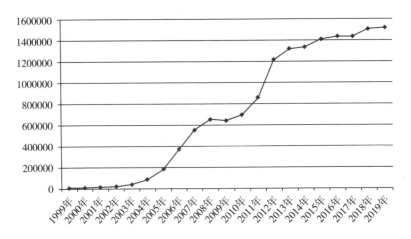

图1　1999～2019年全国药品不良反应/事件报告数量增长状况①

---

① 国家药品不良反应监测年度报告（2019年）

用的五类降压药的有效率普遍在 50% 左右。2018 年医院集中专项处方点评结果报告显示,抽样病例中约有 50% 为不适宜用药。研究显示,我国不合理用药情况十分严重,约占用药者的 12% 到 32%。全国每年 5000 多万住院患者中至少有 250 万人与药物不良反应有关,引起死亡约达 19 万人之多。

"十四五"时期是我国由全面建成小康社会向基本实现社会主义现代化迈进的关键时期,也是全面实施健康中国战略的关键时期。充分认识、高度重视、切实解决卫生健康发展存在的突出问题、面临的严峻形势,应是卫生健康事业发展方式转变、发展动力转换的新要求,必须在推进建立有中国特色的社会主义的卫生健康制度体系的同时,认真落实人民至上、健康优先发展战略,坚持卫生健康事业的协调、协同发展。

海南自贸港建设从大健康
走向全健康的思考

曾　渝[*]

　　截至目前，全球累计感染新型冠状病毒肺炎确诊病例近 134 万，超过 7 万人丧生。世界卫生组织总干事谭德塞表示，新型冠状病毒肺炎大流行正以指数级速度增长。病例数量达到首个 10 万花了 67 天时间，达到第二个 10 万用了 11 天，而第三个 10 万仅用了 4 天，第四个 10 万仅用了 2 天。如果不是所有国家都采取积极措施，数百万人可能丧生，这是一场全球危机，需要全球应对。2020 年 3 月 28 日，美国共报告新型冠状病毒肺炎确诊病例 102404 例，居世界第一。此次新型冠状病毒肺炎疫情是在世界范围内发生的传播速度最快、感染范围最广、防控难度最大的一次重大突发公共卫生事件。

　　人类社会发展的历史告诉我们，危机和考验也是发展的挑战与机遇，这也意味着健康服务和大健康产业面临着前所未有的发展空间和机遇。在国际层面，疫情无国界，波及全世界，全球经济、金融、贸易、交通受挫，人类命运共同体理念渐成共识；从国家层面看，疫情的集中暴发导致正常生产、生活停摆近 2 个月，企业停工停产给国民经济发展带来巨大难题与难以预料后果；从社会层面看，必要的封城及阻隔交通等措施，引起社会生活、服务方式、网购网课、信息需求、人际交往等发生前所未有的

---

　　* "健康中国 50 人论坛"成员，海南南海健康研究院院长

改变；在家庭层面上，人们的居家生活模式、卫生保健理念、心理行为意识等出现新的变化。

一、大健康产业领域的发展趋势

大健康产业是包含了基础研究、医疗技术、互联网技术、大数据技术、房产、旅游、保险、体育、文化等相关产业在内的综合系统，其范围涵盖了健康产业和医疗产业。

近年来，我国健康服务产业规模不断扩大，增长迅速。其中，民营医院的数量不断增加；医疗仪器设备及仪器仪表制造业增速高于规模以上工业增速的5.1个百分点；2016年我国共向224个国家和地区出口医学装备，出口数量同比增长2.64%。根据国家卫生健康委的数据显示，到2030年，我国健康产业规模将显著扩大，健康服务业总规模将达到16亿元。

二、从大健康到全健康发展理念

"One Health"较权威的定义是指地区、国家和全球多学科的协同合作，以实现人类、动物和环境的最佳健康状况。通过此次疫情，我们切身感受到，"健康"是离不开人类健康、动物健康和环境健康三者统合为一体的全健康理念，也就是说，人类和动物健康、环境卫生、食品安全和农业生产等方面，统一构成"全球健康"（Global Health），即"一个世界，一体健康"。

此次疫情推动了从大健康到全健康理念的扩展。大健康理念关注以人为本，人和社会、心理的和谐；全健康理念则关注人类和动植物、环境之间的和谐与安全，涵盖的范围更广。大健康理念关注全生命周期身体健康和生存质量；全健康理念则关注人类健康与动物、环境状况息息相关的关系。大健康理念关注身体健康（包含生理、心理、社会）；全健康理念则关注人的健康与身处一个地球环境密不可分。大健康理念关注自我健康管理和社区健康管理；全健康理念则关注动植物健康和环境状况健康。大健康理念关注健康消费与健康生活方式；全健康理念则强调保护野生动物和防止域外物种侵入是健康安全的前提。

同时，全健康理念的提出也符合习近平总书记提出的"人类命运共同体"，更加推动由大健康产业向全健康产业的升级转化。

三、海南自由贸易港建设与全健康产业

海南自由贸易港建设与全健康理念相契合。海南省政府印发《健康海南行动实施方案》，与"全健康"理念中的"以人为本和与环境自然和谐相处"是完全相通的。同时，海南省省长沈晓明主持召开海南省全健康专题研讨会并发表重要讲话，指出在全省推动"全健康"项目落实工作。政策与实践的并行，推动了"全健康"体系的建立，带动健康海南建设、生态文明建设、食品安全保障、口岸检验检疫以及农林业和畜牧业等相关产业发展。

基于当今中国抗击新型冠状病毒肺炎疫情已取得阶段性胜利，疫情后期的全面修复显得尤为重要，进一步落实《"健康中国2030"规划纲要》政策，深入贯彻执行党和国家关于卫生健康工作的方针政策，响应建设中国（海南）自由贸易试验区、中国特色自由贸易港的政策措施，率先融合海南医疗健康产业国际化优势资源，发挥海南得天独厚的地理优势，搭建产、学、研、用平台，为疫情防控提供应对策略与智慧。

同时，海南自由贸易港的建立依托于政策发展空间引导下汇聚各方高端人才和优势资源，跨界融合、协同创新，打造了以政府为主导、协会为主角、企业为主力、高校为主体的发展模式。加速推动"大健康"走向"全健康"，加快健康海南建设、大力发展健康产业，更有利于培养新时代国际化医疗健康复合型人才，服务海南、服务中国（海南）自由贸易港建设，为国家和社会做出更大贡献。

浅谈推进健康中国战略发展

于圣臣[*]

在中国社会飞速发展及人民生活水平显著提高的大背景下，党的十八届五中全会明确提出推进健康中国建设，强调把人民健康放在优先发展的战略地位，同时公众对健康的重视程度也日渐提升。如何推进健康中国战略的实施是值得我们深思的问题，以下分享个人对此问题的思考。

2020年上半年新型冠状病毒肺炎疫情蔓延全球，这一紧急公共卫生事件发生的第一时间，中国政府紧急调度人员、统筹协调物资，千万医务工作者奋战在第一线，全国人民凝心聚力共同抗疫，目前国内疫情态势逐步好转，且现有11款疫苗已进入临床试验阶段。但此次疫情，在一定程度上暴露出了我国应急物资供给体系方面的一些漏洞和不足，因此，加快完善我国突发公共卫生事件应急物资供给体系迫在眉睫。

建议加强动态监管，整合资源，建立功能型应急物资储备服务信息共享平台（以下简称"共享平台"），充分利用共享平台智能、可视、联动等特性；加强统筹规划，建立多元化应急物资储备体系，提高应急保障能力；鼓励企业市场储备纳入国家应急物资储备系统，研究出台有利于应急物资生产企业发展的扶持政策；对应急物资收发工作人员严格要求，提高监管力度；结合社区科普宣传，合理引导居民开展家庭应急物资储备。

随着医药卫生体制改革的深化、社会城镇化和人口老龄化的加剧，人们对医药及食品安全性的要求日益提高。由此对各相关部门或单位提出了

＊ "健康中国50人论坛"成员，全国政协委员

新的要求：从严整治有安全问题药品及食品不合规的生产企业，从源头防控，避免因安全问题导致人民健康受损；各级医院信息网络应实现互联互通，患者就诊时，共享患者就诊信息、用药史、过敏史等，使得就诊有连贯性，利于内部药学转诊和慢性病进社区管理，可保证诊断更准确用药更安全，同时便于患者就诊；优化药学服务，提高药学服务人员准入水平，规范药学服务行业，定期培训考核从业人员，让药学专业人才真正发挥专业特长，干预和制约药品不良反应/事件，预防和控制药源性疾病，提高用药安全性。

作为医药行业的一位从业者，深知医药创新对医药健康产业发展的重要性，企业发展方向逐渐从普药转为新药，药企要坚持在保证质量安全的同时把创新理念嵌入研发、生产、经营全过程，形成适应时代、行业和政策需求发展的商业模式。同时要以促进人民身体健康为发展要义，正如我们公司的使命所言："营造全球喜悦、关爱人类健康。"在国家政策的大力支持下，企业仍需不断修炼内功，提高企业对产品及管理的创新能力。同时推动中药尽早进入国际主流市场。发展中医药产业是一代代中医人的使命，近年来，中药新药的研发在剂型、生产工艺、质量控制等方面不断吸收了现代医药工业的很多成果，使得中药制剂更能与现代生活方式相适应，也满足大规模的用药需求，中药现代化迈出了可喜的步伐。但是中药新药的研发还需要系统思考、通盘考虑，我们应继续关注中药价值，引领国际中药研发方向，推动中药尽早进入国际主流市场。

"共建共享全民健康"，身体和身心都要追求健康的状态。现代人社会压力普遍较大，心理有时会出现失衡或者难以调节的问题，心理健康不可忽视，根据流行病学调查数据，抑郁症在中国的终身患病率达到6.9%，一年内的患病率是3.6%，有研究预估全国抑郁症患者接近一亿人。为此，政府和媒体要做好普及健康知识的工作，引导群众建立正确的健康观，加强早期干预，形成有利于健康的生活方式、生态环境和社会环境，延长健康寿命，为全方位、全周期保障人民健康、建设健康中国奠定坚实基础；

各高中及高等院校应将抑郁症筛查纳入学生健康体检内容，及时排查尽快疏导，帮助心理难以自我调节的学生走出困难；每个家庭应树立治未病的观念，关注家庭成员身体和心理健康，有小的健康隐患，及时调理治疗、交流沟通，做好早期干预；个人应培养健康意识、养成科学健康的生活方式（膳食结构和作息习惯）。

随着中国特色社会主义进入新时代，实施健康中国战略提出了新的要求，各个环卫、医药食品相关监督监管部门及相关产业，均面临着新的挑战和机遇，同时对人民自身要求也相应提高。我们共同努力，共建共享全民健康！

第二部分

疫情防控

新冠疫情危机下，对几个
重要科技问题的思考

陈章良*

新型冠状病毒肺炎疫情出现后，在中央的统一领导和号召下，全国上下齐心协力，众志成城，抗击疫情，取得阶段性重大胜利。我国科研工作者也积极响应，发挥人才、智力优势，从病原物分离、分子生物学研究、药物筛选、疫苗研发等方面，都有很大突破。我非常感谢雁栖湖论坛组委会邀请我参加这次论坛，让我谈谈新型冠状病毒肺炎疫情下，对几个重要科技问题的思考。

第一，在 2020 年新型冠状病毒肺炎疫情发生后，我国科研人员迅速确定了病原物，第一时间完成了病毒的分离鉴定、病毒结构解析、基因组测序等工作，非常及时地为抗击疫情提供了信息。这让我想起了"非典"（传染性非典型肺炎）时期，香港大学最先分离出致病的未知病毒，加拿大 BC 肿瘤研究所率先完成了 SARS 病毒的全基因组测序，当时公众对国内科技界的能力颇有微词。而本次内地科技界对新型冠状病毒肺炎疫情快速响应，说明我们国家的科技体系在 2003 年"非典"之后已经大幅提升，非常高效、迅速地完成了对病毒的分析检测，具备强大的组织能力和应急反应能力。

当然，尽管我们很好地完成了第一步的病毒分离鉴定工作，很多工作

* "健康中国 50 人论坛"成员，北京大学教授

还需要持续跟进和提高。例如，美国得克萨斯大学奥斯汀分校研究团队率先解析了新冠病毒 S 蛋白，即 spike glycoprotein（刺突糖蛋白）的分子结构，为疫苗制备提供了关键信息。其实我们国内也有很多优秀的、世界一流的蛋白分子结构科研团队，可以在病毒蛋白结构和功能的基础研究上，发挥更大的作用。

第二，我国几个研究单位对病毒完成测序后，开展病毒来源的系列研究。目前，几个实验室获得的研究数据，基本确定了新冠病毒来源于蝙蝠等一些野生动物中间宿主，取得了重大进展。2003 年，在"非典"期间，南方有科研人员提出"非典"病毒可能来自穿山甲，我与瞿振元书记商量后，考虑到中国农业大学动物医院有很强的科研实力，随即由孙其信副校长带队，派出专家队伍签下军令状，在"非典"疫情期间进入南方疫区，采集了穿山甲的生物样本，以及全国其他地区穿山甲生物样本，经 PCR 检测发现，穿山甲并无"非典"SARS 病毒，而是携带与 SARS 病毒同源性非常高的一种病毒。遗憾的是，我们并没有做蝙蝠的检测，以为不会有人会吃蝙蝠。这次，我们的科学家根据数据分析，追踪病毒的来源，提出病毒可能来自蝙蝠等野生动物。但是一个病毒要追溯到真正的起源，并不容易的，甚至一辈子都搞不明白。因此，还需要科学家从学术角度去寻找真正的起源，大家也没有必要热衷于"阴谋论"等无休止的争论，而是科学、理性的去看待这一问题。我们坚信，病毒如何出现，如何经中间宿主传播，会随着科学家的努力而慢慢揭开其神秘面纱。

第三，在科学家完成病毒的分离、测序工作后，立即开发了不同类型的核酸检测试剂盒和其他多种检测试剂盒等，提高了对新冠病毒的诊断分析能力。我记得我的同行汪建在疫情早期第一时间进入武汉，开始了检测方法的研发工作。还有其他单位和公司也迅速研发了胶体金法、化学发光法的检测试剂盒。现在我们不仅能供应国内对新型冠状病毒的检测，还大量支持其他国家的新型冠状检测。在这一方面，我们走在了世界前列。

第四，疫情来势汹涌，出现大量患者，而我们的科学家、医疗工作者立刻通过各种有效办法，采用中医、西医等治疗手段，降低了病毒致死率，救回了很多生命。让人感动的是大量的医疗人员逆行奔向武汉，为赢得这场保卫战提供了最强的保障。根据相关报道和数据材料表明，我们的中药方剂在救治患者上起到很大的作用。我注意到，用和不用中药，社会上有很多争议，实际上，中医药是我国几千年的医疗文化的结晶，对肺炎等常见疾病有很好的治疗效果。所以不能忽视也不能夸大中医药，应该更好地采取中西医结合的方法。我注意到，我们国家自主研发的新药并不多，所以，我们也应该思考一下，经过这次疫情，国家对类似高致病性病毒药物的新药研发、生产是否可以加大投入，提高研发能力？

第五，在疫苗生产上，相关部门和机构迅速响应，按照五条技术路线着手开发新型冠状病毒的疫苗产品，有好几个团队都参与了疫苗研发工作。很高兴陈薇团队的疫苗已经于 3 月 16 日批准进入临床试验。还有我在北京大学工作时的同事尹卫东团队，在"非典"的时候他们是最早的一批生产出"非典"疫苗的技术团队，这次也全心投入了本次新型冠状病毒疫苗的研发，并取得重要进展。疫苗是最终解决方案，但是事实上，一个新的疫苗从研制到临床试验，再到实际上市应用还需要经过漫长的路，有的需要 8 年至 20 年的时间。在此，我们建议国家成立国家级的疫苗研发和生产中心，以应对这次及今后可能产生的疫病。

第六，从这次疫情来看，我国应该加大对突发流行病的基础设施建设和科研投入。疫情期间，拥有我国唯一的一个 P4 实验室的武汉病毒所引起大家关注。P4 实验室，是生物安全等级最高的实验室，用于高致病性病原微生物的研究，也就是研究烈性传染病专用的。尽管病毒所取得一些重要研究成果，很多人对武汉病毒所的工作还是有些微辞，那是因为大家对此寄托太多的期望。我们国家拥有十四亿人口，生活习惯、地域差异很大，除了新型冠状病毒，也不排除未来会出现其他病毒，或者细菌性的疫病发生。如果可能，建议在北方，尤其是在东三省地区，他们拥有很好的生命科学和医学科研基础，可以考虑在再建一个 P4 实验室，形成南北呼应，加强对烈性传染病的研究能力。

疫病防御要构建有效应对体系

王 辰*

就此次疫情，我谈三个问题。

一、核酸与血清抗体流行病学调查是当前关键任务

目前我们对新型冠状病毒的传播与致病规律还远未深入掌握，而核酸与血清抗体流行病学调查是把握这一疾病流行规律的最关键科学证据，是对进一步防控措施做出科学决策的最重要依据。

现在，没有人知道这种 2019 新型冠状病毒疾病是像严重急性呼吸综合征（SARS）一样戛然而止，倏然而去？还是像流感一样长期存在，间断流行？或同乙肝一样可长期存在于一部分缺乏足够对之免疫力的人体，进而传染其他人？还有无其他情况？只有进行科学研究才能回答这些问题，而研究的主要方法就是核酸与血清抗体流行病学调查，通过观察并在今后动态观察病毒在人群中的流行与免疫状态，得知其传播与发病规律，据以制定防控方略。

这个调查对个人、对家庭、对单位、对社区、对社会都是至为重要的事，可以充分了解个人、某个局部和社会的疾病状况，只有好处没有坏处。传染病有效防控的根本要求就是要摸清疾病规律、公开透明，让大家知道疾病、疫情是什么状况，到什么程度了，整个社会据之采取从个体到群体的协同行动，这样才能有效地医治疾病，控制传播。

---

* "健康中国 50 人论坛"成员，中国工程院院士

如果通过调查能够发现一些携带病毒者、隐性感染者、慢性感染者的话，对他本人、家庭、所在单位和社区，乃至当前疫情防控工作都有至为重要的意义，可据此采取对应措施。对于今后疫苗的接种指征和策略，也应当基于个人抗体水平和人群的抗体流行病学状况。

二、制订"防止输入"的有效措施

新型冠状病毒当前有强的传染性和相对较强的致病性，今后，在人体这一新宿主中会有一个时期变异得比较明显以适应新的宿主环境，在形成相对稳态之前，往往表现出多种情况。在传播过程中，病毒还会遇到不同的传播干预方式、宿主不同的内环境与治疗措施，因而存在着很多不确定性。现在来看，新型冠状病毒的全球大流行在趋势上已经看得很清楚。我国采取了严厉的社会管控措施，有些国家没有这样的条件和力度。我国现在既有内部产生病例的压力，下一步很严峻的就是面临着外部输入的压力。对此，要预先考虑、谋划好防止输入的有效、适用措施。

三、疫病防御要构建有效应对体系

从历史上看，造成人类最大减员的原因就是疾病，尤其是疫病。疫病是关乎社会稳定、国家安全的突出问题，是一定要重视的。所以，在这次疫情中或在今后，一定要认真反思怎么能够把公共卫生安全体系、突发公共卫生应急体系考虑、设计、建设得更加周全一些。其中，一定要树立一个基本意识并切实体现于行动的，就是对付传染病最关键的是公开透明，不能搞鸵鸟政策。脓包不及时切开，就会发展成败血症。此外，今后如何促进临床和预防体系的融合而不是愈加分离是另一个重大的方向性问题。深入思考，充分汲取经验教训，把握好正确的方向才是国家与民族之福。

改革构建与新病毒博弈
相适应的社会健康体系

田雪原*

当前，国际社会许多国家还处在疫病高发期，望不到最终结束一天的到来。最近，美国哈佛大学公共卫生学院发表一篇针对新型冠状病毒肺炎疫情的研究报告称：无论能否找到和生产有效的疫苗，此次新冠病毒也要延续到 2025 年。2025 年就能彻底摆脱新冠病毒纠缠吗？不能，只是人们已经习惯了目前隔离式的生活方式，使病毒难以继续肆虐罢了。结合进入 21 世纪 20 年来新型冠状病毒的三次大流行，需要清醒地认识到传统流行传染病谱已经发生改变，新病毒取代细菌扮演威胁人类生命安全的主角时代已经到来。因而要站在人类与自然界博弈转变立场，研究和推出包括新冠病毒防控在内的治本的方略，改革打造完整高效的社会健康体系。

一、流行传染病谱的颠覆性改变

当前，新型冠状病毒肺炎疫情形势依然严峻。我们不得不与历史上曾经发生过的流行传染病做一比较，找出其具有的特殊性质。众所周知，传统流行传染病除天花、病毒性肝炎等少数以病毒为病原体，其余如鼠疫、伤寒、疟疾、霍乱、麻疹、肺结核、流行性乙型脑炎等流行传染病，均以

---

* "健康中国 50 人论坛"成员，中国社会科学院学部委员

细菌为病原体，可称之为细菌性传染病。在第二次世界大战期间和战后一段时间里，有的国家曾对细菌性传染病做过专门的研发，甚至在局部性战争中使用，遭到各国正义人士的一致谴责，方才不得已而中止。中止，迫于来自世界强大的舆论压力，同时也源自实际情况的渐进式改变，尤其是进入21世纪以后的颠覆性改变。一方面，以细菌病原体为主导的传统传染病尚未尽除；不过总体上退出之势已成，偶有发生属个别案例。另一方面，以新病毒病原体为主导的新流行传染病却频繁发生、粉墨登场，尤以2003年SARS（严重急性呼吸综合征）、2012年MARS（中东呼吸综合征）和此次Covid-19（新型冠状病毒肺炎）最为突出。当前，以新型冠状病毒为代表的流行传染病与以往比较，呈现出某些引人注目的新特点。

一是更具隐蔽性。不像过去大多数传染病那样先有发病症状，然后开始传播扩散。新型冠状病毒肺炎却可以在患者无任何症状下，快速传染。俗话说："明枪易躲，暗箭难防。""更具隐蔽性"使我们处于"暗箭难防"被动境地。

二是更具传染性。新型冠状病毒肺炎传染面广、扩散力强，如没有强有力地防控干预措施，一般很难控制。目前已经肆虐世界200来个国家和地区，只有极少数国家和地区尚未发现确诊病例。可谓无孔不入、防不胜防。

三是更具抗药性。这里"抗药性"非指服用某种药物后产生的耐药性，而是指可能生效的药物服用后无效或低效。如一些中西药都可起到某种抑制、缓解作用，但是迄今尚未推出一种特异有效、针对性强的药物，能将新型冠状病毒置于死地。能否找到和生产像根治天花、伤寒等类的疫苗？国家还在积极探索和试验阶段，人们正翘首以盼。

四是更具变异性。已有的研究显示，Covid-19具有多种变异形态，每种形态下又有不同的子形态，且变异的速度很快。这就增强了病毒抵抗、存活和延续的能力，即使研制出新的抗病毒药物，对于变异后的新病毒也不一定有效。眼下正准备推出的多种疫苗，接种后产生抗体的有效期长短，也有待实践检验。

这给我们以启示：不仅要战胜当前新型冠状病毒肺炎疫情，还要举一反三，认清传统流行传染病谱已向现代流行传染病谱发生颠覆性改变的实质。只有充分认识这一实质，才能对包括新型冠状病毒肺炎在内的新病毒传染病以准确定位，取得与新病毒博弈的主动权，赢得最终胜利。

二、人类与自然界博弈步入新阶段

关于新型冠状病毒的起源，至今尚无定论。如果抛开人为因素，则可从进入 21 世纪以来流行传染病谱的改变切入并追根溯源，做出深入一步的研判。

为什么会发生流行传染病谱的颠覆性改变？归根结底，同人类与自然界博弈对象、博弈性质、博弈方式、博弈后果的改变脱不了干系。

迄今为止，人类已经存在 400 多万年。在这漫长的历史长河中，人类一直掌握着同自然界博弈的主动权、主导权、取得节节胜利。尤其 260 年前的工业革命，开辟了人类获胜权重暴涨的新纪元，取得工业化、城市化、信息化、经济全球化、财富暴涨、人口骤增等一个胜过一个的伟大胜利。胜利容易导致头脑发热，喊出"人定胜天""战胜自然"一类蔑视自然的口号。做出任意毁林开荒、围湖造田、变牧为农等举动，摆错了位置，遭到自然界的报复。

早在 130 多年前，恩格斯在《自然辩证法》一书中就告诫过我们："不要过分陶醉于我们对自然界的胜利，对于每一次胜利，自然界都报复了我们。"不是吗？人类毁林开荒、围湖造田、变牧为农，竭泽而渔地开采、掠夺自然资源，肆无忌惮地破坏生态环境，自然界以资源短缺耗竭、气候干燥恶劣、环境污染日趋严重地报复了我们。经过这场漫长的人类与自然界硝烟弥漫的"战争"，人类终于痛定思痛，被迫做出同自然界和睦相处的理性选择。

1972 年，罗马俱乐部迈德斯（Donella H. Meadows）等人所著的《增长的极限》（The limits to Growth）面世，报告提出世界如果沿着前 70 年的路径走下去，100 年后将面临人口爆炸、资源耗尽、环境损害到难以生存且不可恢复，经济增长归零，发展变得不可持续警告。同一年，联合国人类环境会议在瑞典首都斯德哥尔摩举行，发表了《联合国人类环境会议宣言》，提出"合乎环境要求的发展""连续的和持续的发展"理念。1992 年，里约热内卢联合国环境与发展会议通过《21 世纪日程》，号召各国制定旨在保护资源和环境的行动方案。中国于 1994 年推出《中国 21 世纪日程——中国 21 世纪人口与环境发展白皮书》，起到率先垂范的引领作用。当前，许多国家可持续发展战略做得风生水起，揭开从"有烟博弈"向"无烟博弈"转变的大幕。

第二次世界大战后，发生以微电子技术为前导的新技术革命，当前进展到以生命科学为主导学科的新阶段。人类与自然界博弈的对象、工具、结果发生革命性变化。虽然"有烟博弈"并未完全退去，但是博弈的主导工具易主为计算机、机器人等智能工具；博弈的对象，扩展到包括一切动植物、微生物等有机界和无机物；博弈的空间，扩张到空中、海洋、地表和地下，甚至推进到宇宙太空。如果说"有烟博弈"更多面对的是承载地球的土壤、岩层、水和空气，那么"无烟博弈"则囊括更多的动物、植物、微生物等一切物质乃至反物质。

"有烟博弈"中自然界报复人类的反作用力，主要表现为资源短缺、自然灾害频发、污染加剧及其相关的疾病和传统的流行疫病。那么"无烟博弈"中自然界报复人类的反作用力，越来越多地集中在微生物，尤其在不断变幻的病毒中泛滥。当前，我们已经越过"有烟博弈"与"无烟博弈"交叉的十字路口。当前这场新型冠状病毒肺炎最为典型，促使人们的认识完成一次新的飞跃，它预示眼下这场新型冠状病毒并非末班车，战胜以后也不是"无烟博弈"的终结。我们要逐步掌握这场博弈的规律，掌握以新病毒为病原体的流行病相继发生的流行规律、发生率和死亡率，以及物理和化学防控措施的有效性，做出科学的阐释和判断，并发出足令世人觉醒的警报——"无烟博弈"将是当前和未来相当长时间内，人类与自然界博弈的主战场。

就眼前而言，我们要明确这场以新型冠状病毒肺炎为代表的"无烟博弈"的冲击是全面的、深刻的。不仅首先在健康和公共卫生上表现出来，而且在经济、政治、社会、文化甚至军事上，也都有程度不同的表现和力度不等的冲击。需要依据社会体制、机制、政策、效率等承受冲击的能力，博弈中的优劣表现，确立符合客观实际，扬长补短的改革方向、目标、重点、思路和决策选择，改革构建与新病毒博弈完整高效的社会健康体系。

三、改革构建完整高效的社会健康体系

构建和改革与新病毒博弈的社会健康体系，既要面对当前，又要立足长远，以流行传染病谱的改变和人类在自然界位置准确定位为立足点。一方面要总结、运用半年多来与新型冠状病毒博弈取得的经验，深化医疗健康体制改革，卓有成效地划上全面战胜疫情的句号。另一方面要深入反思，找出进入21世纪以来三次冠状病毒泛滥的根本原因、流行套路和发展的规律。将其提升到人类与自然界博弈战略高度，总结出克敌制胜的基本方略。将这两个方面结合并统一起来，构建和改革与新病毒博弈的社会健康体系，当前和未来相当长时间内值得关注的焦点，主要有：

其一，夺取当前抗疫的最后胜利，打造新病毒防控高效体制机制。全民抗疫良好局面来之不易，如何维护、稳步向前和胜利结束？正反两方面的经验表明，必须进一步落实行之有效的内防反弹、外防输入"双防"方针。诚然，"双防"也应随着疫情向好转变做出与时俱进的调整，并非永久之计。但要牢记"百里行程费九十"古训，坚持到病毒尽除、真正安全一天的到来。

与此同时，要对现行的流行病监控和评价体系进行改革，构建科学高效的体制机制。现有的流行病监控评价系统在抗疫中发挥了重要作用，同时在机构设置、职责划分、工作效率等方面也暴露出不少问题，必须果断地进行改革。提出重新建立起职责清晰、信息准确、行动迅速的流行病监控和评价系统；按照国务院部门职责分工要求，国家卫生健康委员会应承担流行病防控总体责任；同时建议成立国家流行病管理局，隶属国务院，日常工作由国家卫生健康委员会代管，管理局设国家流行病指导委员会，由卫生健康委员会、管理局一两位主要领导和权威专家、相关部门负责人联合组成，为疫情监控、审批和信息发布的权威机构；流行病管理局及其相关部门，要加强法治化建设，适时修改和出台新的《流行病防控法》，提高依法行政水平。

其二，深化医疗体制改革，打造医疗资源合理配置服务体系。过去的医疗改革主要在"谁出钱"上改来改去，医疗资源尤其是优质医疗资源垄断半垄断状态变化不大。改革要打破医疗资源过分集中于北京等地的情况，实现按市场需求合理配置。重点是：加大三甲医院建设投入，争取五年左右形成一、二、三线城市三甲医院辐射式基本覆盖。①推进以知名度、专业化程度高的医院为龙头，如由北京宣武医院（脑）、同仁医院（眼）、阜外医院（胸）等牵头，组建高水平的专业化医疗集团。②鼓励私营、合营中小型医院加快发展，充分发挥国家、集体、合资、外资、独资各种所有制的积极性，实现优势互补、合作共赢、协调发展。通过这些措施着意在供给侧源头建立起科学合理的医疗资源网格分布格局，从根本上解决看病难、看病贵难题。

其三，深化社会健康体制改革，打造全民健康新体系。这方面涉及的内容和方面很多，应当抓住重点，取得突破性进展。

一是充实健康中国发展规划内涵，将与新病毒博弈提升为国家战略。自《"健康中国2030"规划纲要》（以下简称为《纲要》）发布以来，其内涵和外延内容不断为新的实践和理论所突破，有新的发现和发展。前已论及，进入 21 世纪以来，三次冠状病毒为病原体的传染病一次胜过一次的相继暴发，流行病谱发生颠覆性改变，人类与自然界博弈的逐步深化，说明由新病毒主导的流行传染病，或将成为人类健康最大的威胁之一。包括中国在内的各个国家，恐怕都难以幸免。反观我国发布的《纲要》包括最近的补充和修改，对这一点关注不够，应对和防控措施不足。为此，建议对《纲要》加以修正和改进，不仅应将"与新病毒博弈"写入并成为《纲要》不可或缺的内涵之一，而且应当上升为国家发展战略，成为发展战略一个方面的有力支撑。

二是发挥中医优势，坚持走中西医结合道路。在抗击以新病毒为病原体的流行传染病中，中医药发挥了特有的优势，在抗击疫病中彰显了不可替代的作用。对中医和中药，向来有不同的认识和评价。我们应以实践检验为标准，肯定中医中药在治病尤其在新病毒防控中的地位和作用。坚持中西医结合发展方向，求同存异、取长补短、携手共进。结合抗疫、防病、治疗实践，发展和提升中医药、中西医结合的理论。

三是强化环境保护基本国策，消灭新病毒从源头做起。此次新型冠状病毒起源虽至今尚存异义，但起源于自然界尤其是野生动物界，则取得较多共识。前已论及，这同流行传染病谱、人类与自然界博弈的改变分不开，是包括动物界在内的环境持续变化的结果。据悉，当今动植物以每天一个以上品种灭绝的速度推进，生物链断裂随之加剧，包括病毒在内的微生物岂能不变、不受影响？因此，从源头上保护各种生物赖以生息繁衍的环境，保护生物多样性，保护生物相互依存、彼此制约和循环发展的规律不受侵害，是战胜新病毒的治本之策。

四是增强全民健康意识，营造广义健康社会环境。按照 WHO "三位一体"的健康定义，社会应对健康状况良好是健康的应有之意，是打造全民健康的重要保障。

从我国实际出发，尤应关注心理健康、饮食健康、体育健康和国际健康交流合作这几项。①心理健康是当前比较薄弱的环节，认识上未能提到应有的高度，实践上差距更大。西方国家很多居民配有专属心理医生，进行心理咨询服务，排除心理障碍，起到药物治疗不能起到的作用。人的活动受大脑支配，心理不健康者生理健康必然受阻受损。记忆力减退、丧失，行动迟缓、失能，老年就会变为老年痴呆。要大力发展心理健康教育，培养专门人才。发展和扶持心理健康机构成长，开展心理健康咨询服务，逐步向产业化方向发展。②饮食健康的重要性尽人皆知，"民以食为天""病从口入"，最直接的是守好入口第一道大门，将受到污染的饮水、食品拒之门外。间接的是把好饮水、粮食、蔬菜、水果、鱼肉类等的生产、检测、运输、加工各道关口，确保没有或很少有农药、有害添加剂等的残留。此外，注重营养均衡、食品结构合理、吃法科学，也都不可缺少。如中国民间有"早吃饱、午吃好、晚吃少"之说法。美国有"一分钟减肥法"，方法简便易行：粮食、蔬菜、水果、鱼、肉、蛋、奶均可以吃，只是要讲究吃的顺序，饭前20分钟吃水果或饮料，然后先吃不易消化、最后吃容易消化的食物。笔者长期坚持，收到兼顾营养与体重"双赢"效果。古今中外流传的"秘诀"很多，要科学分析，经过实践，择优取之。③体育健康意在通过体育锻炼，达到强身健体、增进健康、增强免疫力之目的。中华人民共和国成立后，奉行"发展体育运动，增强人民体质"体育运动方针。通过劳动与卫国体育制度、广播体操、体育运动会等群众性体育活动，不分种族、男女、年龄、职业、文化，全国人民广泛参与，极大地提升了人民的健康素质，竞技体育也得到未曾有过的巨大发展。然而历史一步步走过来，一不留神却走进竞技体育独大，将拿冠军、争第一作为首要目标，忽略群众性体育。实践证明，竞技体育离开群众性体育，就削弱了体育人才产生的基础，二者均不能很好地发展，只有实行群众体育与竞技体育协同发展的方针，才能步入良性循环轨道。④加强国际交流合作，构建人类健康命运共同体。21世纪三次冠状病毒的发威，尤其这次新型冠状病毒肺炎几乎扩散到全球各个角落，已经将全人类摆到与整体病毒相对峙的位置，人类健康命运共同体是理性的和必然的选择。可以说，人类在疫病面前从未有过像这次抗击新型冠状病毒肺炎那样，实现信息互通、防控公开、政策透明、病情变动公之于众。

共同抗疫、打造人类健康命运共同体已为人心所向、大势所趋，这是人类与新病毒博弈的需要，维护人间正义、健康发展的必然选择。

新型冠状病毒肺炎疫情常态化下
健康策略的思考

陈君石[*]

一场席卷全球的新型冠状病毒肺炎大流行使人类生活的方方面面发生了改变，也引发了人们对今后健康问题的种种思考。本文是我个人的思考和一些观点，供大家参考。

一、新型冠状病毒肺炎疫情是当前压倒一切的健康问题

可以从信息搜索来反映整个社会对新型冠状病毒肺炎疫情的重视程度。如果，把"新型冠状病毒肺炎"这个关键词输入不同的官网，可以看到自疫情发生至 2020 年 8 月 10 日，中央政府网站有 1353 条、国家卫生健康委员会网站有 2042 条、世界卫生组织网站有 418 条，都是专门关于新型冠状病毒肺炎疫情的信息。我同时也查阅了一些地方政府官网，发现湖北有 4435 条、北京有 26028 条、贵州有 2675 条、宁夏 683 条。可见无论是中央政府，还是地方政府，对新型冠状病毒肺炎疫情的关注度都是非常高的。如果换一个角度，从学术层面查询国内发表的科学论文，从 2020 年 1 ~ 8 月就有 3000 多篇有关新型冠状病毒肺炎的论文，其中包括新型冠状病毒肺炎与慢性病的论文 47 篇。从政府发布的信息量和学术界发表的论文数量足以说明当前在诸多健康问题当中，新型冠状病毒肺炎是压倒一切的。

---

* "健康中国 50 人论坛"成员，中国工程院院士

二、疫情常态化下的健康策略是传染病与慢性病并重

新型冠状病毒肺炎不是中国唯一的主要健康问题。我们要从新型冠状病毒肺炎防控引发深入思考。疫情常态化后，从整体来看主要的健康问题有哪些？应该采取哪些策略？习总书记在今年（2020 年）的两会上讲了一句非常重要的话，那就是"以人民为中心，人民至上"。如果从这句话出发来思考，我认为要保障全国人民的健康，必须要兼顾重大传染病和重大慢性非传染性疾病（慢性病）的双重挑战。

从表面上看，新型冠状病毒肺炎和慢性病，包括癌症、心脑血管疾病、糖尿病、慢性呼吸系统疾病等，两者在病因和防控措施上显然是不同的，似乎是毫不相干的两类疾病。其实，新型冠状病毒肺炎与慢性病并不是不相干的，上面讲到的论文中就有这方面的研究。李立明[①]等发现新型冠状病毒肺炎患者往往合并很多基础疾病，如高血压、慢性阻塞性肺疾病等。龚晓明[②]等认为如果 Ⅱ 型糖尿病患者感染新型冠状病毒肺炎，则患重症新型冠状病毒肺炎的比例较高。所以，新型冠状病毒肺炎和慢性病并不是不相干的。两者相关的另一方面证据是，新型冠状病毒肺炎疫情期间我们的生活方式发生了很大改变。例如，因为长时间居家，造成了人们身体活动的减少，从而体重增加，饮食也发生了变化，外卖和方便食品吃得多了，叫外卖的频率大幅度上升。而且可以预见，这些变化在疫情过后，还会在很大程度上继续。此外，长时间居家对人们的心理状态也产生影响，即老百姓所谓的"憋不住了"，其后果会造成心理上的不平衡。总而言之，新型冠状病毒肺炎疫情期间的长期居家不利于践行我们所倡导的健康生活方式，主要是打破了吃动平衡。合理饮食和适当身体活动是健康生活方式

---

① 中华预防医学会新型冠状病毒肺炎防控专家组. 新型冠状病毒肺炎流行病学特征的最新认识［J］. 中华流行病学杂志. 2020，10（2）：86－92.

② 龚晓明，宋璐，李航，等. Ⅱ 型糖尿病合并新型冠状病毒肺炎患者临床及 CT 影像特点分析［J］. 中国糖尿病杂志. 2020，28（3）：167－171.

中最重要的两个方面，在疫情期间很多人都有不同程度的变化，而结果是加重慢性病病情或增加了慢性病发生的风险。

国务院2019年发布的《健康中国行动》（表9）中有15个重大行动，分为三大板块，第三个板块就是防控重大疾病，其中包括了传染病和慢性病，可见这是两个最重要的健康问题。第一个板块是健康的主要危险因素，也就是说影响健康的各种主要因素，控制这些危险因素就能有效防控主要疾病。《健康中国行动》使我们更明确，新型冠状病毒肺炎疫情常态化下应对健康问题应该是传染病和慢性病并重。

表9 《健康中国行动（2019—2030年）》15个重大行动

三、中国的慢性病形势与防控策略

2018年中国死因报告（图2）显示，慢性病是我国的主要死因，占88%。其中，癌症居首位，心血管疾病和脑血管疾病分别排在第二位和第三位。慢性病不仅对健康和生命有重大威胁，还会对国民经济造成重大负担。有研究表明，从1993年到2005年，我国GDP的增长率达到419%，可是同时期疾病的经济负担增长636%，而这其中主要是慢性病的花费。如果单看慢性病，其经济负担增长率则高达911%（图3）。也就是说，疾病、特别是慢性病的经济负担增长速度明显高于 GDP 的增长。此外，慢性病的病程长，影响生活质量，往往对家庭和社会造成很大负担。

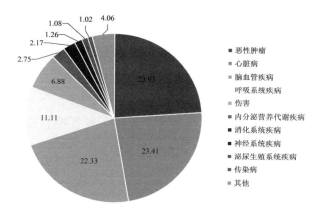

图 2 2018 年中国前十位死因（慢性疾病总计占 88%）①

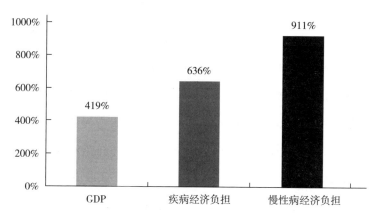

	1993 年	2005 年	增速
GDP	35334	183218	419%
疾病经济负担	3208	23606	636%
慢性病经济负担	1460*	14762	911%

图 3 1993 年和 2005 年经济发展与疾病经济负担变化情况②

---

① 数据来源于中国死因监测数据集（2018）
② 1993 年慢性病经济负担根据该年度主要慢性病的直接经济负担进行估计，来源于饶克勤的《中国疾病负担研究》

慢性病的防控策略主要是控制危险因素。尽管各种慢性病有着不同的病因，但是却有一些重要的共同危险因素，其中不可改变的危险因素包括年龄、性别、遗传特性等；而可以改变的危险因素主要是生活方式方面，包括不健康饮食、缺乏身体运动、吸烟、有害饮酒和心理紧张。这些可改变的危险因素不但是慢性病防控的基础措施，也直接影响到主要慢性病的共同中间危险因素，包括体重、血压、血脂、血糖等。而这些中间危险因素在慢性病的发生、发展中都起到重要作用。有效控制这些中间危险因素，就能在很大程度上控制主要的慢性病。

综上，假如说新型冠状病毒肺炎防控是一场阻击战，那么慢性病防控就是一场持久战。

四、健康管理是防控慢性病的重要手段

如前所述，高血压、冠心病、脑卒中、糖尿病、癌症、慢性呼吸系统疾病等慢性病的主要防控措施是改变不健康的生活方式，以及控制中间危险因素。而健康管理则是控制生活方式危险因素和中间危险因素的重要手段。《"健康中国2030"规划纲要》这份我国健康方面的最高政策性文件中明确指出，"要实现全人群、全生命周期的慢性病健康管理"。

什么是健康管理？应该说现在社会上对健康管理的理解是比较混乱的，体检机构、保健品和医疗器械行业，都说是做健康管理的。而是不是真正做健康管理，衡量的标准是健康管理"三步曲"，即是不是完成了全部的"三步曲"（图4），具体可参阅中国健康管理协会于2019年发布的《慢性病健康管理规范（T/CHAA 007－2019）》团体标准。

简单地说，健康管理的第一步是收集个人的健康信息，这一步，健康体检都做到了，但是还要加上生活方式方面的信息，如膳食、身体活动、吸烟、饮酒习惯等；第二步是根据这些个人健康信息，利用数学公式和计算机软件，对患各种慢性病的风险进行评估，即评估患各种慢性病的风险或可能性，以高血压为例，通过评估可以知道个人患高血压以及脑卒中的

风险大小，对于风险高的个人，还可以找出影响风险的危险因素，即风险高的原因，如超重、血脂异常、吃盐多等。同样是高血压和/或脑卒中风险高的人，他们的危险因素可能是不一样的，有的人体重超标，但有的人并不胖，这些危险因素是健康管理第三步制订和实施个人健康干预计划的依据；第三步主要是生活方式干预及行为矫正，即合理膳食、适当身体活动、戒烟、限酒和调整心态。这一步是决定健康管理是否有效的关键，也是健康管理与临床诊治的明显区别。在实施干预一定时间以后，要评价干预效果，即又要从第一步开始收集个人健康信息，然后进行个人健康风险评估，根据评估结果调整干预计划，如此周而复始。

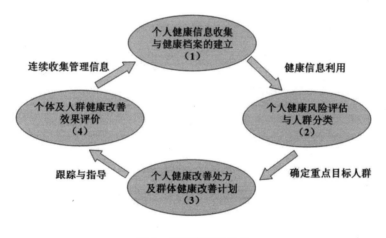

图4 健康管理三步曲

这里，我介绍一个功能性社区（指机关单位、学校、企业等）健康管理的实例。在对307名入选成人服务对象实施健康管理三个月后，在超重/肥胖、血压高、蔬菜水果摄入不足、缺乏运动、吸烟等11项危险因素中有五项危险因素的人数比例从77.4%降低至56.5%；307人人均减重5.3公斤，最多减18公斤，平均体重质数（BMI，kg/m²）降低1.8；健康生活方式评分中"差"的从18.3%降低至8.8%，评分为"优"的从1.0%增加至8.4%。这些结果说明只要真正实施健康管理的三步曲，就能帮助个人改变不健康的生活方式及行为，并取得慢性病防控的显著效果。

然而，当前健康管理在我国也面临着许多困难和挑战。首先，对什么是健康管理缺乏统一的认识和官方的说法。其次，缺乏实施健康管理的具体政策规定。例如，作为一项卫生健康行业的服务，在卫生健康系统内谁该做健康管理，没有明确规定，也没有收费标准。作为健康产业，该如何服务、服务的标准、监管措施，也都没有明确的规定。最后，缺乏有资质的从事健康管理的专业人员。

总而言之，健康管理作为一项十分有效的慢性病防控手段，它既是一个专业，也是一个行业，但在中国整个的医疗卫生服务体系当中还没有它应有的地位。

五、结语

在新型冠状病毒肺炎疫情常态化下，要全力贯彻和实施健康中国行动、努力达到《"健康中国2030"规划纲要》的目标。在认识上要充分考虑到传染病与慢性病的双重负担，在健康策略方面应该是传染病和慢性病防控并重。

慢性病防控必须在政府主导下，用健康管理作为手段，全面控制危险因素，大力倡导全民健康生活方式，没有其他捷径可走。

后疫情时代健康中国行动计划的推进策略

郭渝成[*]

"没有全民健康，就没有全面小康"。习近平总书记多次强调要把人民健康放在优先发展的战略地位，加快推进健康中国建设，为实现"两个一百年"奋斗目标、实现中华民族伟大复兴的中国梦打下坚实健康基础。习近平总书记指出："要推动将健康融入所有政策，把全生命周期健康管理理念贯穿城市规划、建设、管理全过程、各环节。"推动从环境卫生治理向全面社会健康管理转变，解决好关系人民健康的全局性、长期性问题。

《"健康中国2030"规划纲要》《健康中国行动（2019—2030）》《促进健康产业高质量发展行动纲要（2019—2022）》等一系列文件的出台，为健康中国战略的实施明确了路线图和施工图。特别是《中华人民共和国基本医疗卫生与健康促进法》的颁布实施，对于发展医疗卫生与健康事业，保障公民享有基本医疗卫生服务，提高公民健康水平，推进健康中国建设具有重要意义。

今年一场突如其来的疫情更让人们对健康第一、生命至上的理念有了前所未有的深刻认识。这次抗击新型冠状病毒肺炎疫情是"一次大考"，全国人民在党和国家的坚强领导下，团结一心、众志成城，在疫情防控阻击战中取得了较好的成绩，为全球抗击疫情提供了宝贵的经验，也更加坚定了我们全力推进健康中国战略的决心和信心。在这个特殊时期，我们更要放眼长远，总结经验、吸取教训，深入思考在后疫情时代，如何健全国

---

* "健康中国50人论坛"成员，中国健康管理协会会长

家公共卫生体系建设，如何推进全民健康行动计划落地，逐步形成防范和化解健康危机的管理体制和运行机制，有效实施全民健康管理应是当务之急。习总书记在2020年6月2日，主持召开专家学者座谈会上发表重要讲话：人民安全是国家安全的基石。我们要强化底线思维，增强忧患意识，时刻防范卫生健康领域重大风险。只有构建起强大的公共卫生体系，健全预警响应机制，全面提升防控和救治能力，织密防护网、筑牢筑实隔离墙，才能切实为维护人民健康提供有力保障。

一、实施全民健康管理的紧迫性

当前，随着社会经济的发展，人们生活方式和生活环境发生了巨大的变化，由此导致的疾病谱变化使全世界都面临着严峻的健康危机。世界卫生组织预测，未来由不良生活方式导致的慢性病、肿瘤等将成为危害健康的头号杀手。我国作为最大的发展中国家，健康问题已经成为全社会普遍关注的焦点，突出表现在以下七个方面：一是慢性病进入高发阶段；二是快速进入老年化社会；三是心理疾病发病率逐年上升；四是亚健康人群不断增加；五是流动人口和贫困人口的健康得不到保障；六是出生缺陷尚未得到有效遏制；七是全球性新发传染病的暴发有上升趋势。我国人民的健康状况与"全民健康，全面小康"的总要求，还有很大的差距。正如习近平总书记指出的："我们既面对着发达国家面临的卫生与健康问题，也面对着发展中国家面临的卫生与健康问题""预防是最经济最有效的健康策略，要坚定不移贯彻预防为主的方针，推动疾病治疗向健康管理转变。"只有遵循"以人民为中心、以问题为导向、以创新为动力"的要求，脚踏实地搞好全民健康管理，健康危机才能从根本上得到破解。

二、实施全民健康管理的重要性

健康管理是实现预防为主方针的最佳途径。健康管理最早起源于20世纪60年代的美国等发达国家，由于慢性非传染性疾病发病率的上升，导致医疗卫生费用大幅上涨。美国政府意识到，保证人人享有健康，当务之急不是改良主要为患者服务的昂贵的"诊断和治疗"系统，而是建立能为全人群服务的健康管理系统。经过多年实践和研究发现，实施家庭健康管理，能使脑卒中的发病率降低75%、高血压降低55%、糖尿病减少50%、肿瘤减少1/3，人均寿命增加10岁。日本从1978年开始推行国民健康运动计划，推广全面的健康有效的管理，甚至将国民的腰围纳入健康法进行强制管理，通过健康教育、倡导科学健康的生活方式等一系列具体可行的健康促进措施，使得日本人均寿命连续20多年位居世界第一。实践证明：90%的个人和企业通过健康管理后，医疗费用可以降到原来的10%；通过健康管理，80%的心血管病和糖尿病、70%的中风及50%的癌症是可以避免的。调查表明，每花1元钱用于健康管理，就可以节省8.59元的医疗费以及100元的抢救费。因此，健康管理是利国利民的好事，是实现全民健康的必由途径。

三、实施全民健康管理的关键点

（一）国家层面要着眼于构建完善的全民健康保障体系

一要构建全民健康教育体系。加强公共卫生相关知识宣传和教育。加大对公众的宣传和教育，提高公众对公共卫生事件危害程度的认识，明确每个人在维护公共卫生安全中的责任意识。建立系统完善的健康教育体系，按照习近平总书记的指示：以中小学为重点，建立健全健康教育体系，普及健康科学知识，加大各级各类学校健康教育力度，从小抓起，从实做起，从根本上提高公众健康素养。

二要健全全民健康法制体系。要始终把人民群众生命安全和身体健康放在第一位，从立法、执法、司法、守法各个环节发力，构建系统完备、科学规范、运行有效的保障人民健康的法律体系。通过政策的完善和机制的健全，引导资本进入健康保障服务市场，加速推进供给侧改革，培育满足不同需求层次的多元化健康保障服务新业态，切实保障人民群众生命健康安全。要强化突发公共卫生事件中医学应急救援和心理干预救助体系建设，确保应急队伍召之即来、来之能战、战则必胜。

三要完善全民健康信息体系。组建全民健康信息国家智库，及时研判全球及国内全民健康信息和公共卫生潜在风险，为国家健康决策提供依据。建设国家、省、市、县、乡镇居民健康信息数据库，加强农村社区等基础健康信息获取、评估、处置能力建设，努力推动全民健康信息与医疗健康服务高效协同、无缝衔接。完善区域内健康信息的共建共享机制，为制订区域化健康促进策略提供科学依据和数据支撑。

四要优化全民健康服务体系。从健康服务机构设置、人员配置、服务内容、服务标准等方面，逐步建立起以家庭医生、社区卫生服务中心，各级医疗机构为主，社会健康管理机构为辅，各级机构之间相互衔接、有机配合的健康管理服务体系，建立健全健康管理服务标准和质量管理标准体系，完善互联网健康服务体系，全面提升全民健康管理服务水平和质量，切实实现以治病为中心向以人民健康为中心转变。

（二）社会层面要着眼于营造浓厚的全民健康文化氛围

一要营造绿色的生态环境。"良好的生态环境是人类生存与健康的基础"，人类是自然不可分割的一部分，人的生存离不开良好的生态环境，坚持发展人与环境的共生、共存、共荣，让地球上的每一种生物都能各居其所，和谐共存。加大环境保护的监督、教育、宣传力度，调动全社会参与环境保护的积极性和主动性，每个人都成为健康环境的维护者和受益者，让人们在健康的环境中吃得安心、用得放心、住得舒心。

二要改善文明的生产条件。生产劳动是人们的基本社会活动，改善人民的生产劳动条件，特别是创造一个安全、健康、文明的生产条件，是社会文明进步的标志。当前，改善生产条件的空间很大，由于生产条件恶劣，给生产者带来的健康问题屡见不鲜。因此，加大职业安全和生产安全领域的标准体系建设和监督检查力度，创造安全健康的生产条件和职业场所，既可以减少各种职业危害发生，也是保障生产出安全健康产品、绿色放心食品的基础。

三要传播健康的生活方式。通过社会宣传和舆论引导，消除滥食野生动物、随地吐痰等不良习惯，倡导分餐制、恢复拱手礼，加大对公民维护公共健康责任义务的宣传力度以及对危害公共健康行为的处罚力度，逐步建立起全社会共同推崇的健康文明生活方式。

四是塑造健康的价值理念。通过引导学校、企事业单位文化建设方向，将崇尚健康作为个人价值追求的一个重要方面，将个人健康素养作为评价个人综合素质的一个重要指标，将为员工营造健康的工作环境作为考核企业的指标，强化个人和组织维护和促进健康的责任意识，形成人人追求健康、处处维护健康的价值取向。

（三）个人层面要着眼于提升自身和家庭健康维护能力

一要主动学习健康知识。要树立"每个人是自己健康第一责任人""爱健康就是爱国"的道理，"我的健康我做主"的信念，主动学习卫生健康知识，掌握健康促进的方法，提升自身的健康素养。同时要增强公众健康意识，自觉维护公共卫生和健康环境，自觉抵制危害公共卫生安全的行为。

二要积极培养健康习惯。此次疫情中危重患者多为年老体弱、合并慢性病等基础疾病的人群。因此，健康的体魄才是抵御病毒侵袭的最好盾牌。在一日三餐、起居作息等日常生活中积极践行"合理饮食、适度运动、戒烟限酒、心理平衡"，定期体检，主动进行健康管理。对存在的健康风险要积极进行干预和管控，对已经发生的健康问题或慢性疾病要及时治疗和促进康复，真正做到少得病、晚得病、不得病。

三要始终保持健康心态。坚强的意志、健康的心理、乐观的心态，是人体免疫力、自愈力的增强剂。要主动学习维护心理健康的知识，掌握一些自我放松减压的技巧，正确看待心理问题，出现问题及时寻求治疗和帮助。

四是努力建设健康家庭。家庭是社会的最基本组成单位，家庭的和谐健康是整个社会和谐健康的基础。作为个人要努力成为家庭健康的建设者、维护者和促进者，要带动家庭成员自觉践行健康文明的生活方式，日常生活中互相影响、互相督促，营造健康第一的家庭意识和氛围。

健康是国家、社会的责任，更是个人的责任。我们每个人都担负起这一关系国家富强、民族兴旺、个人幸福的重大使命，伟大的健康中国梦才能早日实现。

与新型冠状病毒长期斗争的几个科普问题

王宏广* 朱 姝 尹志欣 张俊祥 由 雷

一、新型冠状病毒流行的六个倾向性意见

新型冠状病毒的破坏力远远超过一般的战争，防御新型冠状病毒肺炎疫情实际上是一场"准生物战"。从生命安全的角度看，人类的历史是不断和疫情做斗争的历史，仅我国记载的疫情就有 300 多次。自 2005 年开始，世界卫生组织共公布过 6 次国际公共卫生紧急事件，平均约 2.5 年一次。实际上，每 2~3 年，就会发现一次疫情或新发传染病。21 世纪以来，我国 2003 年出现严重急性呼吸综合征（SARS）、2005 年猪链球菌流行、2011 年出现猩红热、2013 年 H7N9 型禽流感流行、2019 年非洲猪瘟流行、2020 年新型冠状病毒肺炎肆虐。关于新型冠状病毒从哪来、到哪去、待多久的问题，目前还没有公认的科学结论，但总结国内外现有研究成果，可形成六个倾向性的意见：一是很难像 SARS 病毒一样在气温升高时消失，主要原因是在南亚、非洲等气温较高的国家新型冠状病毒也有流行；二是短期（半年内）完全控制疫情比较困难，无症状传染是疫情防控难的主要根源，一些国家为保持经济发展，防疫力度有限；三是新型冠状病毒很可能像"重流感"常来常往，理由是病毒已遍及 200 多个国家或地区，很难消除干净；四是疫苗与药物能否有效，主要取决于病毒变异速度与程度，病毒复制一代 4.5 个小时左右，疫苗与药物研发最快需要半年以上，只有

＊"健康中国 50 人论坛"成员，清华大学教授

病毒变异慢、变异小时，疫苗与药物研发才能成功；五是生命安全、生物威胁的风险陡然升高；六是新冠病毒走了，"新"的新冠病毒或其他病源生物还会来，人类与新型冠状病毒、传染病的斗争将是一个长远、复杂、反复的过程。

二、人工改造新冠病毒技术上完全可行

当前，人们对病毒既熟悉又陌生，几乎人人都知道新型冠状病毒，但不一定准确知道病毒的基因序列及破坏力。从基因数量看，人类有39000多个，而新冠病毒只有10个。从体积大小看，病毒直径20~100纳米，细胞直径10~200微米，人体有40万~60万亿个细胞。人体大小相当于病毒的10^{16}。如果把细胞放大到一个"包子"的大小，人体约由60万亿个"包子"组成，而病毒只是相当于1/1000"包子"大小的"一段粉丝"，病毒没有生命，只能附着在细胞内复制，离开生物体病毒就像"干粉丝"。如果把病毒放大到相当于1.2米的人时，人则相当于地球大小。所以，人类研究病毒就相当于大海捞针，难度极大。

现代生物技术取得了重大突破，已经从最初的认识生物、改造生物阶段，进入了"创造生物"的高级阶段。我国科学家在新型冠状病毒肺炎病例刚刚出现，就准确地找到了新冠病毒，并公布了基因序列。基因编辑、合成生物等技术将使人类能够在现有病毒基因朗诵序列基础上改造生物，并能"设计基因序列"来创造生物。对生物专家来讲，改造生物、创造生物就像小孩玩积木一样，已不再是难题。因此，人工改造新冠病毒，在技术上是完全可行的。

实际上，人类改造生物、创造生物的研究已经进行多年。美国启动全球病毒组计划，投入12亿美元，寻找未知病毒，DARPA支持"生命铸造厂"项目，目标就是创造自然界没有的生物或材料。

三、新型冠状病毒"是不是"人造暂难断定

当前，关于新型冠状病毒是不是人造病毒已引起全球高度关注，科学

家"难"下结论，外交家、政治家"忙"下结论，各种猜测满天飞，科学问题政治化、严肃问题娱乐化，不少人雾里看花。科学结论必须以事实与数据为依据。科学家对"新型冠状病毒是不是人造的"难下结论，主要有四个原因：一是自然界中的未知病毒多达167万种，已经公布的病毒基因序列十分有限，不能断定新型冠状病毒基因序列中有没有人造的"片段"；二是现有科学知识看不出人为改造的迹象，一些科学家认为新型冠状病毒刺突蛋白与人体细胞的结合效率很高，现有人工改造技术无法达到，只能是自然突变的成果；三是各国生物技术水平差距巨大，高水平专家创造的病毒，一般专家可能看不出来；四是新型冠状病毒是拥有29903 bp的单链RNA（ss－RNA），只有10个基因，许多片段的功能还没有研究清楚。新冠病毒与SARS病毒仅有79.5%的相似度，其中最关键的S基因差异很大，与受体蛋白相互作用的5个关键氨基酸，4个发生了变异，为什么会变异？变异会产生什么影响？科学上也还没有搞清楚。所以，严谨的科学家以现有的知识与信息，对新冠病毒是否为人造难下结论。

四、战术上如何防：既防"准生物战"，也要防"真生物战"

新型冠状病毒的流行已经证明，生物威胁明显大于核威胁、化学武器威胁。随着科技的进步，高科技的门槛越来越低，恐怖分子掌握现代生物技术的可能性越来越大。因此，不管新型冠状病毒从哪来、到哪去，防御生物威胁、保障生物安全已成为各国共识，是人类共同面临的巨大挑战，建议各国共同努力，努力办好三件事：第一，建立健全更加高效的重大疫情防御国际合作机制。在WHO的框架下，建立健全更加高效、强大的重大疫情防控国际合作机制，重构疫情救治体系，大幅度提升特大疫情防控能力，探索并逐步建立防控信息共享、治疗方案互通、防控产品关税免、技术专利免费、防疫专家共用等新机制、新规则、新公约。第二，加强科技创新，有效防控"准生物战"。建议重点攻克四大难题：一是疫情监测、预测、预防的技术与疫情预报体系，像报天气预报一样，为公众防疫服务；二是研发快速、准确的诊断与检测新技术、产品；三是研究救治方案与临床路径；四是研发疫苗与特效药物，移动负压医院、医疗船、医疗飞机、医疗车等新产品，切实提高防疫装备水平与规模，把生命安全的钥匙握在人类自己手中。第三，尽快建立核查机制，坚决禁止反人类的"生物战"。在新型冠状病毒危急时刻，推动国际防疫工作深度合作，尽快建立《国际禁止生物武器公约》检查机制，坚决制止生物技术"谬用"，停止一切合成危险生物、制造生物武器的活动，坚决关闭生物武器相关实验室与研发基地。

疫情引发的精神与心理健康
问题需要大力解决

王元丰[*]

联合国在 2020 年 5 月发布了"新冠疫情与精神健康"政策简报（以下简称报告）。报告指出：新型冠状病毒疫情不仅损害人的生命和身体健康，同时，对人的心理和精神也带来严重的影响，并导致相关的疾病。新型冠状病毒不仅在全球已经使数千万人感染，还夺走几十万人的生命。这非常可怕！但是，病毒的可怕还有另外一面——致使更大范围的人群产生精神和心理疾病！

联合国发布的数据显示，疫情导致心理压力增加的人群比例在中国为35%、伊朗为60%、美国为45%。心理压力增大很多人都经历过，这会使人睡不好觉，注意力不集中，情绪低落。严重的话会导致其身体健康出现问题，比如头痛、胃痛，以及其他方面的身体异常。

可能不少人对联合国公布的数据没有感觉或者有疑问，觉得没那么严重吧？我要说你的心理素质很好！你也很幸运！疫情没有给你和家人造成什么影响！但是，很多人没有如你那般轻松。我作为一个 19 岁孩子的爸爸，这几个月，亲身经历孩子从疫情开始，春节时情绪平稳到疫情后多个月，睡眠极差，情绪非常不好的糟糕过程。而且，我也看到身边不只一个朋友和同事的孩子出现类似的问题。因此，可以看出疫情还带来另一个病

---

* "健康中国 50 人论坛"成员，中国发展战略学研究会副理事长，北京交通大学教授

毒：入侵人的精神和心理，并已经产生了越来越明显的负面影响。

新型冠状病毒肺炎传染病难以治疗，而精神与心理的疾病也并不容易医治，它需要长期的康复，而且还不一定有效，所以，必须对这个问题给予高度的重视。报告警告：新冠疫情正引发心理健康危机！这不是危言耸听，联合国这次做了一个非常重要的工作，就是要让全世界清醒地认识到，病毒带来的另一场战役需要人类社会共同应对。

疫情对几类人群影响非常显著。联合国指出，首先，对于奋战在一线的医务以及其他相关工作者，其心理问题比其他领域的人更加突出。他们经常面临生死的考验，承受各种各样的痛苦，这已在他们心里产生了负面影响，尤其在疫情减缓之后，精神和心理问题更容易暴露出来。想想美国电影和小说反映的美国军人在战后出现的战争心理创伤问题。美国在第二次世界大战后有30%左右的军人出现战争创伤的心理阴影，伊拉克和阿富汗战争中10%～20%的军人亦如此。所以，这次疫情之后，对于那些"白衣天使"，应在荣誉与奖励之外有更多的关注。

老年人、妇女和青少年更容易受到传染病携带的心理病毒攻击。老年人平时生活中就面临着孤独，缺少与人交流，精神和心理本来就可能受到困扰，叠加新型冠状病毒肺炎疫情，很多人的心理问题更加凸显。而妇女由于社会和生活分工，照料家人的时间更多，在工作中较男性处于弱势，正常情况下心理困扰也较大，而疫情的出现对她们造成更大的挑战。此外，学生和青少年群体受疫情影响更为突出，他们的精神和心理问题更需要特别关注。

疫情导致全球12亿左右的学生无法到学校正常就读。在中国，2.76亿幼儿园、中小学生和大学生、研究生自寒假后几乎全部隔离在家，无法到校园接受教育。虽然有在线教育，但是对学生们而言，长期的在线网课满足不了在校园与老师和同学面对面交流而带来的心理充实和安慰，长期居家会导致不少学生与父母关系紧张。虽然，现在疫情在中国基本控制住，学校已经在秋季全面复课科学。但是，这次疫情对青少年心理的负面影响是很大的，报告显示有35%的中国人心理压力增大，那么青少年占比是多少呢？意大利和西班牙的调查结果显示：77%的孩子出现注意力不集中，39%出现易怒和仇恨情绪，38%感到焦虑。联合国秘书长古特雷斯指出，青少年是受疫情精神和心理冲击危险性最高的群体之一。中国是世界人口第一大国，青少年心理问题的出现对未来有重大的影响，更需要及早行动起来。

　　然而，正如联合国报告所指出，目前世界各国对于抗击疫情引起的精神和心理问题重视是不够的，在资源上的投入也是不够的！疫情期间，我们看到政府、学校和一些组织所发出的关注心理问题的倡议，但很多仅仅是呼吁和建议性的。全方位、具体和深入抗击"疫情精神心理病毒"的行动，远没有抗击身体病毒效果切实有效。

　　因此，联合国第一条建议就提出，要把重视心理问题和精神问题纳入整体疫情防控之中去。疫情的防控有两个战场：一个是短期的、直接的身体病毒感染和引起的死亡；还有一个间接的，长期的，精神和心理的疾病。后者虽然没有像身体感染和死亡那样紧迫，但是它的潜在影响可能已超出人们的想象，这就要求在战略上要把抗击疫情所引起的精神和心理问题，在整体的疫情防控中置于重要位置。

　　其次对于解决疫情引起的精神和心理问题，要投入足够的人力和财力。这方面世界各国都做得很不够，报告指出，目前仅有2%左右的医疗成本被投入到缓解人的精神和心理问题上。但是这2%还只是在疫情出现之前在精神和心理方面的投入，而疫情之后，如果产生精神和心理问题的群体大幅增加，那么2%怎么能够呢？即使没有此次传染病，随着现代人越来越多的精神和心理问题的产生，应对正常社会的2%也是不够的。更何况这种历史性疫情还带来历史性的精神和心理的社会问题。

　　在人力资源投入上更显捉襟见肘。全球每十万人中精神科医生不到一人。中国精神科医生数量严重短缺，全国仅有两万名精神专科医生，有的省份只有几十位，有的地级市只有几位精神科大夫，已无法满足我国日益增长的精神卫生服务需求。如果在疫情之后，有精神和心理问题的人进一步大幅增加，就更突显医疗资源的不足。此次疫情反映出传染病医院的严重不足，武汉更是临时建了雷神山、火神山和方舱医院。然而，由于诊疗精神及心理方面的医生数量严重缺乏，即使建临时的医院也解决不了根本问题。

最后，要更加重视那些本来在精神和心理上存在一定基础性问题的人群。这次疫情对于有基础性疾病和免疫力低的老年人群有更高的致死率，同样传染病对人的精神和心理冲击最大的，也是那些有基础性精神心理问题的人。也就是说，那些精神和心理承受能力不足的人更容易由于此次疫情产生负面反应。近些年来，心理疾病的风险正在全球各地上升。抑郁、焦虑患者在全球有1.2亿人，而在中国，这个数字也非常庞大，《2017年中国城镇居民健康白皮书》显示，73.6%的人心理处于亚健康状态，16.1%的人存在心理问题。

也就是说，在没有出现疫情的社会中，由于工作和生活紧张、压力大等因素，很多人的心理都处于亚健康状态。即使是成年人，有心理问题的也很多。比如中国抑郁症患者已超过四千万。另一个非常严重的精神疾病自闭症也越来越多，中国的自闭症患者已达到1%。那么再有疫情，很容易引起这类人的精神及心理问题恶化，使得很多人从亚健康到不健康，而原本有精神心理疾病的人病情也将趋重。

还有一点要充分认识到，当前人类对精神和心理疾病的治疗并没有特别有效的手段。尽管中国和世界各地也有很多的精神科医生，也有心理方面的理疗师，但是实际上他们治疗这些疾病的手段是很有限的，人类对很多疾病的认识还很肤浅。一个精神科的医生朋友说，他们治疗相关精神疾病主要是靠几种药，药开完，他们也没有办法了。比如像自闭症这样的精神疾病是终生难以治愈的，而对于这样的疾病，人类必须像研究新冠病毒疫苗一样加大科学研究。

对于人类的心理和精神问题，世界卫生组织（WHO）早有认识，曾在

2013 年发布《精神健康行动计划（2013—2020）》。因为 WHO 充分意识到精神疾病对人类社会的健康生存和发展所构成的威胁。所以，WHO 呼吁各国行动起来，共同抗击精神健康对人类的影响，希望到 2020 年受精神问题困扰的人数能够降低 10%。

　　然而，非常不幸的是，全球又遇到了新型冠状病毒肺炎疫情，这次传染病对人类的精神和心理卫生会产生严重的负面影响，WHO 所制订的这个计划要想实现，恐怕难度将非常非常大！当前人类社会面临的主要问题，不是来实现当初所制订的这个计划中的目标，而是要像应对经济危机一样，抗击一场人类精神健康的危机！每个国家、每个社区都要真正行动起来，充分认识到精神及心理问题的威胁，在应对这次历史性疫情中以及疫情结束后，像联合国所建议的那样采取各种办法来积极抗击新型冠状病毒肺炎疫情所带来的精神和心理病毒，让人类社会能够恢复健康和持续发展。

第三部分

医药健康

分级诊疗的思考

张炳兴[*]

中共中央 2016 年 8 月 26 日审议通过并颁布《"健康中国 2030"规划纲要》（以下简称《纲要》）。健康是促进人全面发展的必然要求，是经济社会发展的基础条件，是民族昌盛和国家富强的重要标志，也是广大人民群众的共同追求。党的十八届五中全会明确提出推进健康中国建设，从"五位一体"（经济发达、政治民主、生态良好、文化先进、社会和谐）总体布局和"四个全面"（全面建成小康社会、全面深化改革、全面依法治国、全面从严治党）战略布局出发，对当前和今后一个时期更好地保障人民健康做出了制度性安排。同时，也是中国积极参与全球健康治理、履行中国对联合国《2030 可持续发展议程》的一项重要举措。

一、《纲要》的重点内容

《纲要》首先阐述维护人民健康和推进健康中国建设的重大意义，总结中国健康领域改革发展的成就，分析未来 15 年面临的机遇与挑战，明确《纲要》的基本定位。《纲要》明确了今后 15 年健康中国建设的总体战略，要坚持以人民为中心的发展思想，牢固树立和贯彻落实创新、协调、绿色、开放、共享的发展理念，坚持以基层为重点，以改革创新为动力，预防为主，中西医并重，将健康融入所有政策，人民共建共享卫生与健康工作方针，以提高人民健康水平为核心，突出强调了三项重

---

* "健康中国 50 人论坛"特约研究员，中国保健协会副秘书长

点内容：①预防为主、关口前移，推行健康生活方式，减少疾病发生，促进资源下沉，实现可负担、可持续的发展。②调整优化健康服务体系，强化早诊断、早治疗、早康复，在强基层的基础上，促进健康产业发展，更好服务满足群众健康需求。③将"共建共享全民健康"作为战略主题，坚持政府主导，动员全社会参与，推动社会共建共享，人人自主自律，实现全民健康。

二、中国医疗行业面临着供给侧改革的巨大压力

众所周知，由于医疗资源的配置不合理、不平衡，一直以来各级公立三甲医院都处于高负荷运转状态，与此同时，基层医疗及民营医院则就医稀少，中国医疗行业面临着供给侧改革的巨大压力。

2015年国家出台的分级诊疗制度建设改革则被寄予厚望。根据《国务院办公厅关于推进分级诊疗制度建设的指导意见》，到2020年，分级诊疗服务能力全面提升，保障机制逐步健全，布局合理、规模适当、层级优化、职责明晰、功能完善、富有效率的医疗服务体系基本构建，基层首诊、双向转诊、急慢分治、上下联动的分级诊疗模式逐步形成，基本建立符合国情的分级诊疗制度。

今年已到我国基本建立符合国情的分级诊疗制度的收官之年，然而，在近日召开的2020网易经济学家年会夏季论坛上，北京大学国家发展研究院教授、国务院医疗改革专家咨询委员会委员刘国恩表示，相对而言，分级诊疗的进展并不大。刘国恩表示，目前我国的大医院占据很多资源，中下级的医疗服务机构被挤压。但是因为非一线城市的医疗需求很大，很多人跑到上级医院，造成资源浪费。刘国恩认为现有的这种情况对供方、需方乃至整个社会都无益，不应该持续下去。

那么如何才能改变这一局面呢？个人认为健康医联体建设是关键，医疗行业供给侧改革的重点就是要推动分级诊疗，让医疗资源往下沉，而分级诊疗的突破点则是推进医生多点执业、自主执业和社会办医。

三、后疫情时代，共享医生将成为趋势

《2019 年我国卫生健康事业发展统计公报》显示，至 2019 年末，全国社会办医院 22424 个，占全国医院总数的 65%，而社会办医院只提供了 14.8% 的诊疗服务；公立医院卫生技术人员 509.8 万人，社会办医院只有 138.9 万人。社会办医院在数量上超过了公立医院，但是相当部分社会办医资源闲置，同时优质医疗人才的缺失也制约了社会办医院的发展。

实际上，无论是基层医疗还是民营医疗，优秀医疗团队的短缺都是医院学科专科建设发展的最大痛点，招不来、留不住成常态，即便有的省市开出数百万安家费来招揽学科带头人，却仍难吸引来优秀人才。同时，也存在着政府对精准医疗的认识不足，动则上些高规格综合大医院项目，预防医学为主的康复型专科医院基本不在政府考虑范围内。造成术后/院后康复既没场所，也没专业医护团队去提供高质量服务，从而造成反复住院，给本来就紧张的病床需求雪上加霜。也给患者及家庭带来不尽烦恼，因病致贫、因病返贫比比皆是。无形中加重了国家医疗方面的支出。也严重影响了社会稳定和发展。

而在这次新型冠状病毒肺炎疫情的冲击下，不少医疗团队规模较大的民营医疗机构负担更重。对此，业内人士表示，后疫情时代，共享医生将成为趋势，尤其是基层医疗机构和社会办医，将加速与医生集团、多点执业医生合作。但由于现有医院体系的设置限制，医生集团良莠不齐、团队单薄、科室单一、办医成本高昂、举步维艰，无形中造成了本不充分的医疗资源的浪费，怎么样释放这部分资源需要政府给予帮扶。同时也要求政府必须重新认识智理健康和健康智理的内涵及重要性，充分调动科研院所及专家团队的积极性。医学本来就是一门对生命现象的探索科学，提倡良好的学术范围、科研与应用紧密结合，医学本无国界，也没有严格的中医西医之分；医学科学是人类文明发展历史长河里对生命健康奥秘的孜孜不倦的探索学科。政府要做坚强的后盾。

看医界传媒总编辑、上海交通大学社会医疗机构研究所副所长、2020上海医交会秘书长郭惊涛表示，未来医疗机构在人才方面的竞争，将不再是单一专家的竞争，而是对医生团队的竞争，医生团队的共享以及社会办医疗机构的平台化正在成为趋势。

最后，对于健康医联体的建设，各级政府及职能部门应该加大力度去研究落实。人口老龄化以及疾病结构、生态环境、生活方式的不断变化等带来的新问题、新挑战需要统筹解决，推进健康中国建设，要坚持预防为主，推行健康文明的生活方式，营造和谐安全的健康环境，减少疾病发生。把人民健康放在优先发展的战略地位，抓紧研究制定配套的政策，坚持问题导向，抓紧补齐短板，不断为实现"两个一百年"的奋斗目标、实现中华民族伟大复兴的中国梦打下坚实健康基础（本文感谢北京大学国家发展研究院刘国恩教授、清华大学公共管理学院沈群红教授）。

发挥中医药在健康中国建设中的
独特优势和作用

王国强[*]

健康是人类幸福之本，是社会发展之基。实现国民健康长寿，是民族昌盛和国家富强的重要标志，是全国各族人民对美好生活向往的重要体现，也是建设健康中国的重要目标。推进健康中国建设，既是全面建成小康社会，基本实现社会主义现代化的重要基础和必然要求，也是全面提升中华民族健康素质，实现人民健康与经济社会协调发展的国家战略和根本目的。2016 年 8 月，习近平总书记在全国卫生与健康大会上指出，要把人民健康放在优先发展的战略地位，并对健康中国建设做出全面部署。同年 10 月，中共中央、国务院印发了《"健康中国 2030"规划纲要》，提出了健康中国建设的目标和任务。党的十九大做出了"实施健康中国"战略的重大决策部署。2020 年 9 月，习近平总书记在教育文化卫生体育领域专家代表座谈会上再次强调，要大力发展卫生健康事业，站位全局、着眼长远，聚焦面临的老难题和新挑战，拿出实招硬招，全面推进健康中国建设。这些都充分表明了以习近平总书记为核心的党中央坚持以人民为中心的发展思想，坚持将人民利益置于最高位置的根本宗旨，坚持人民至上，生命至上，敢于担当的责任意识，坚持推动健康中国建设，全力保障人民生命安全和身体健康的坚定信念。

---

[*] 国家卫生健康委员会原副主任，国家中医药管理局原局长，中华中医药学会原会长

坚持中西医并重，推动中医药和西医药相互补充，协调发展，是我国卫生健康事业的重要特征和显著优势，在推进健康中国建设中必须高度重视和充分发挥中医药保障人民全生命周期健康的特色优势和作用。中医药学是中华民族的伟大创造，是中国古代科学的瑰宝，也是打开中华文明宝库的钥匙。在中华民族几千年的发展历程中，中医药作为中华民族原创的医学科学，从宏观、系统、整体角度揭示了人的健康和疾病的发生发展规律，体现了中华民族的认知方式，深深地融入了民众的生产生活实践之中，形成了独具特色的健康文化和医学实践，成为人们防治疾病、强身健体、延年益寿的健康理念和重要手段。中医药通过吸收和融合各个时期的先进文化、科学技术，不断创新发展，逐步形成了以整体系统为核心，强调天人合一，身心合一，从整体联系的角度，功能心理的角度，运动变化的角度来把握人的健康与疾病发生发展规律并加以融会贯通，成为自然与人的健康，人文与生命科学有机结合的系统的、整体的医学科学体系。几千年来，中华民族屡经天灾、战乱和瘟疫，一次次转危为安，人口不断增加，文明得以传承，中医药做出了不可磨灭的贡献。特别是在这次突如其来的新型冠状病毒肺炎疫情阻击战中，全国中医药系统以实际行动坚决贯彻习近平总书记的重要指示精神，认真落实党中央、国务院的决策部署，充分发挥中医药在医疗服务和公共卫生服务中的独特优势和作用，充分运用中医药独特的辨证论治医学理论和理法方药用药原则，深度介入诊疗全过程，综合应用"三药三方"等药物和非药物疗法，使用率达到90%以上，为提高治愈率、降低死亡率做出了重要贡献。正如习近平总书记所肯定的，中西医结合、中西药并用，是这次疫情防控的一大特点，也是中医药传承精华、守正创新的生动实践。

党中央、国务院印发的《"健康中国2030"规划纲要》强调指出，推进健康中国建设必须坚持以人民为中心的发展思想，坚持正确的卫生与健康工作方针，坚持预防为主、防治结合、中西医并重，推动中医药和西医药相互补充，协调发展，提升健康服务水平。充分发挥中医药在推动健康中国建设中的独特优势和作用，必须认真贯彻落实习近平总书记的重要指示，遵循中医药发展规律，传承精华，守正创新。要加快推进中医药现代化、产业化。要推动中医药与西医药相互补充、协调发展，推动中医药事业和产业高质量发展，推动中医药走向世界。必须认真贯彻落实《中华人民共和国中医药法》和《中共中央 国务院关于促进中医药传承创新发展的意见》，紧紧围绕健康中国建设的五大重点任务，在以下几个方面有所作为。

一、坚持人民至上，中医药要在创新健康理念方面有所作为

党的十八大以来，以习近平同志为核心的党中央把维护人民健康摆在更加突出的位置，强调树立大卫生、大健康的观念。要把以治病为中心转变为以人民健康为中心。要关注生命的全周期、健康的全过程。中医药学包含着中华民族几千年的健康养生理念及其实践经验，凝聚着中国人民和中华民族的博大智慧。中医药不仅能够医治人的病，而且更注重养护健康、整体调理病的人，重视发挥"未病先防、已病防变、愈后防复"的治未病理念和作用。随着科学技术的发展和疾病谱的变化，医学发展正在向生物－心理－社会－环境的综合模式转变，中医药所具有的整体调节、综合干预、身心同治、多靶点、多维度的临床辩证思维和理法方药、君臣佐使的用药原则，以及疾病治疗、预防保健、养生康复、疗效为本、医药一体的特点与优势，与当代医学科学的发展和现代医学模式转变的方向高度契合。

二、坚定文化自信，中医药要在普及健康生活方面有所作为

要倡导每个人都是自己健康的"第一责任人"的理念，促进人民群众形成健康的行为和生活方式。要努力实现中医药健康养生文化的创造性转化、创新性发展。中医药在普及健康生活方面具有显著优势和广泛群众基础。中医历来注重日常生活的养生保健，强调生活方式和健康维护有着密

切的关系，倡导要顺四时、节饮食、调情志，以及动静相宜的锻炼和运动。中医药健康知识普及与弘扬中华优秀传统文化密切相关，要实施中医药文化传播行动，把中医药文化贯穿国民教育始终，要进一步丰富中小学中医药文化教育，使中医药成为群众促进健康的文化自觉。要加大对中医药文化宣传力度，加强和规范中医药防病治病健康知识的科学传播和普及，努力营造珍视、热爱、发展中医药的社会氛围。

三、提高能力水平，中医药要在优化健康服务方面有所作为

《中共中央 国务院关于促进中医药传承创新发展的意见》指出，要发挥中医药整体医学和健康医学的优势，建设融预防保健、疾病治疗和康复于一体的中医药服务体系，提供覆盖全民和全生命周期的中医药服务。要加强中医优势专科建设，做优做强专科专病，巩固扩大优势，带动特色发展。要加快中医循证医学研究，聚焦防治慢性病和疑难病，努力在诊疗技术和药物创制方面取得新突破。要强化以中医药服务为主的办院模式和服务功能，建立健全体现中医药特点的现代医院管理制度。要充分发挥中医药在治未病、重大疾病治疗、疾病康复中的重要作用。要进一步实施并提升中医治未病健康工程，推广体现中医治未病理念的健康工作和生活方式。要发展中国特色康复医学，实施中医药康复能力提升工程，推动中医康复技术在基层的应用。要实施"互联网＋中医药健康服务"行动。要认真总结中医药防治新型冠状病毒肺炎的经验，大力加强中医药参与应对公共卫生和突发应急事件的体系、平台和能力建设。

四、突出特色优势，中医药要在完善健康保障方面有所作为

习近平总书记在考察西安市雁塔区电子城街道二〇五所社区中医馆时说："现在发展中医药，很多患者喜欢看中医，因为副作用小、疗效好，中草药价格相对便宜。"在全民医疗保险中，中医药还应该发挥更大的作用。要努力促进卫生健康工作从以治病为中心转向以人民健康为中心，充

分发挥中医"治未病"的理念和作用，让人民群众不生病，少生病，晚一点生病，生了病能够得到优质的、负担得起的医疗服务。要积极探索融健康服务、健康管理、健康保险、健康文化为一体的中医健康保障模式。要根据中医服务特色和规律，完善中医医疗服务价格形成机制，充分考虑中医医务人员技术劳务价值。健全符合中医药特点的医保政策和支付方式。要积极将适宜的中医医疗服务项目和中药按规定纳入医保范围。要加强中药材、中药饮片、中成药质量控制和安全监管，促进质量提升，确保人民用药安全和健康保障。

五、促进绿色发展，中医药要在建设健康环境方面有所作为

中医强调天人合一，人与天地相参、与日月相应，主张人的健康要与自然环境相适应，是不可分割的统一体。同时中医药积累了丰富的生态智慧，它运用天然的植物药来治病，用食药同源来养生保健。中医还创造了很多有利于提高疗效、减少损伤、节省费用、节能环保的非药物疗法和适宜技术。中药是重要的生态资源，中药材生产保护青山绿水，中药材发展创造金山银山。要建立道地中药材评价标准体系，加强中药资源保护与合理利用，推动中药材规范化、规模化、集约化种植，带动促进生态环境修复，实现中药产业持续发展与生态环境保护的良性互动。要严格管理农药肥料等使用，禁止在中药材种植过程中使用剧毒、高毒农药，确保中药材质量安全。

六、激发活力潜力，中医药要在发展大健康产业方面有所作为

中医药产业链贯通第一二三产业，具有激活经济、吸纳就业、助力脱贫、拉动消费等多重作用和潜力。要善于把中医药的科技创新成果转化为经济资源和产业优势。要推动中医药在信息技术、装备制造、生物医药、中药农业、保健食品等相关领域的布局和发展，为健康中国建设提供更多的中医药产品和服务。要积极探索和发展中医药与健康养老、健康旅游产

业等相融合的新业态和新模式。要充分创新利用互联网、人工智能、大数据与信息技术，大力发展"互联网＋中医药健康产业"。整合并重新调整现有中医药行业资源，提高行业运行效率，激发创新活力和产业潜力，创新研发更多体现中医特色的医疗器械、中药新药和健康产品，加快推进中医药现代化，产业化。要改革完善中药注册管理，建立健全符合中医药特点的中药安全、疗效评价方法和技术标准，加强中药材、中成药安全质量监管，确保人民群众用药安全和健康保障，推动中医药事业与产业高质量发展。

将健康融于所有政策是实施健康中国战略的重要保障和基础条件，我们在这方面差距甚大，任重道远。中医药传承创新发展既迎来了难得的历史机遇，也面临着许多老难题和新挑战，让我们共同努力，为打造中医药和西医药相互补充、协调发展的中国特色卫生健康发展模式，推动我国生命科学和健康医学实现创新突破，推动健康中国建设战略取得新成就，为实现中华民族伟大复兴的中国梦和构建人类健康命运共同体做出新的更大的贡献。

中医学是以"证"为核心的医学体系

张大宁[*]

中医学的特点、特色和优势是什么？多年来中医药学术界众说纷纭，其说不一。本人认为中医学作为一门独立的学科，其根本的"特点（包括特色和优势)"是以"证"为核心的独特的医学科学体系。

一、特点、特色、优势的概念

"特点""特色""优势"均为近代用词。"特"字最早见于《周礼·夏官司士》，曰："孤卿特辑大夫。"注："特辑，一一辑之。"《尔雅·释水》曰："大夫方舟，士特舟。"《庄子·逍遥游》曰："而彭祖乃今以久特闻。"特在这引申为专一、专为，如《后汉书·陈忠传》曰："若有道之士，对问高者，宜垂省览，特迁一等，以广直言之路。"《国策·秦策》曰："我特以三国城从之。"

《现代汉语词典》将特点解释为"人或事物所具有的独特的地方"，特色解释为"事物所表现的独特的色彩、风格等"。两者区别不大，都有"独特"之意，但"特点"范围更大一些，"特色"以"风格、形式、独特"更多一些，究其本质，很难完全区分。简而言之，"特点""特色"就是"不同于"别人的地方。

"优势"也是一个近代用词。考"优"字，当作"优良、优感、美好"讲。《汉书·王贡两龚鲍传》曰："王贡之材，优于龚鲍。"《晋书·

＊"健康中国 50 人论坛"成员，国医大师

束晳传》曰"参名比誉，谁劣谁优"等，都是这个意思。"势"字当作"态势"讲，如《孙子·势篇》曰："故善战人之势，如转圆石于千仞之山者，势也。""优势"解释为"优胜于、优良于，也就是高于别人的地方"。

综上所述，"特点、特色"应当是"不同于"别人的地方，或者解释为"突出的地方"，只要"突出"，基本上就可以解释为"特点、特色"；而"优势"则应解释为"高于""优越于"别人的地方，既"不同于"，又"高于"，就算为"特点、特色和优势"。

二、中医学的特点、特色、优势

中医学"特点"的内容，多见于中医药院校教材《中医基础学》和各种有关中医学术著作中的论述。《普通高等教育中医药类规划教材·中医基础理论》说："中医学的理论体系是经过长期的临床实践，在中国古代哲学的指导下逐步形成的，来源于临床实践，反过来又指导着临床实践，基本特点是整体观念和辨证论治。"教材中将整体观念又具体分解为"人体是一个有机整体"和"人与环境（包括自然和社会两部分）有密切的联系"两部分。

《中医基础理论》将辨证论治定义为："辨证论治是中医诊断和治疗疾病的主要手段之一。与其他医学体系比较，中医在辨病论治、辨证论治和对症治疗三种手段中，最重视辨证论治，而且对辨证论治用得最多。因此，辨证论治是中医诊疗理论体系的一大特点。"书中还在"整体观念和辨证论治"基础上，增加了一个"恒动观念"，意思是指中医学在探讨人体生理、病理时均包含"不断变化"的观点。这虽然也有一定道理，但在整体观念和辨证论治过程中实际已经暗含了"不断变化"的概念。所以，在其他中医著作中，很少引用"恒动观念"这一观点。

中医学"优势"的体现，是近二三十年的事，过去都只是谈"突出中医特色"，不谈"优势"。本人从20世纪80年代就不断地提出："仅仅特色是不行的，特色是讲不同于现代医学的地方，要存在、要发展，单单不同于是不行的。要表现出高于，要有高于现代医学的地方，也就是要有优势。有优势中医学才能在激烈竞争的医疗市场中，占有自己的位置，才能得到发展。"本人经常说："中医学虽然有着深厚的传统文化底蕴和内涵，但它绝对不单单是传统文化。"它是一门医学，是一门自然科学，是一门有着重大实用价值的科学，是一门能治病、能防病、能康复、能养生、能延年益寿的医学科学。它不是京剧、国画、中式家具。人们可以坐在沙发上欣赏着硬木太师椅，而不须坐在太师椅上，但中医不是太师椅，必须要既能欣赏，又能实用。要能治病，而且要高于西医学，这才是中医学的真正优势。

至于中医学的"特点、特色和优势"是什么？笔者认为，中医学的特点、特色和优势很多，但以"证"为核心的医学体系，才是中医学的根本特点、特色与优势。

三、证的确立和辨证论治的形成

关于"证"概念的确立和"辨证论治"体系的形成，本人认为"张仲景的《伤寒杂病论》最大、最根本的贡献是什么？不是六经辨证、不是有效的经方，不是对某些病症的论述，而是确立了证的概念，确立了辨证论治的诊治原则，从而奠定了整个中医学辨证论治体系的形成"。

张仲景在《伤寒杂病论》中，首先将临床常见病症分为两大类——外感病及杂病，即后世的《伤寒论》及《金匮要略》。外感病根据《黄帝内经》的理论确定了原则，即《素问·热论》中的"今夫热病者，皆伤寒之类也"，取名"伤寒"，也就是广义伤寒。然后将外感病中的各个症状、脉象等，以《黄帝内经》中的理论进行分析归纳，形成六种类型的"病"，即六经病。这实际上是"证"，张仲景根据这些"病""证"变化的规律，提出六经传变的理论，即太阳病、少阳病、阳明病、太阴病、少阴病、厥阴病，并以此作为外感病辨证论治的纲领。十二经又联系了不同的脏腑，这样就把疾病的发生、发展、传变与整个脏腑经络联系起来。这种把零散的症状、体征进行中医理论的分析归纳,抽象升华出高度概括的不同的"证"来,然后根据不同的"证",确立不同的治疗法则,从而制订不同的方剂,配合运用不同的药物或其他治疗方法,这个系统完整的临床思维过程,就是"辨证论治"。而辨证论治的发明者、实践者,正是医圣张仲景。

张仲景同样以这种思维和方法完成了对各种杂病,包括内科、妇科、儿科等临床各科疾病辨证论治规律的探讨和规范,这就是《金匮要略》中的"脏腑辨证"思想。

四、中医学的根本特点是以"证"为核心

张仲景确立了辨证论治的中医独特的诊治体系,而这个不同于西医学的诊疗方法,其最根本独特的地方,在于发明了"证"这个中医学独有的词汇。考证字义,"证""症"在古时没有很大差别。还应当指出,"宋以前的医籍中未见到'症',至明、清医籍中才广泛使用'症'字,但有的医籍中'证''症'通用,看不出含义的差别,究其原因,可能是因为'症'字是由'证'演化而来的一个俗字"。当然,这只是一种字训,至今已无太大临床价值,只是提示人们在阅读古医籍时应予以注意。

当今,中医学对"症""病""证"公认的看法如下:

症,指症状,多指患者自觉的不适,如发热、咳嗽、眩晕、腰痛、水肿等。体征多指医生检查患者时所获得的客观结果,如舌质红、舌苔黄腻、脉象浮数等,有时把"体征"也算作广义的症状范围之内。

病,本来应该指特定的病因、发病形式、病机、发展规律和转归的一种完整的过程,如感冒、中风、虚劳、郁病等。但中医更多的病名是以患者的主要症状来定病名的,如咳嗽、心悸、水肿、头痛等,无论是以上两类的哪一种病名,都是为辨证提供前提和条件,一般与制订治疗方法无直接联系。

然而"证"则不然,"证"是中医学特有的概念,是指在疾病发展过

程中某一阶段的病理概括，包括疾病的病因（如风寒、风热、瘀血等）、疾病的部位（如表、里、脏、腑、经络等）、疾病的性质（如寒、热等），与邪正的关系（如虚、实等）。此外，"证"还能反映疾病可能发展变化的趋势，并且涉及影响疾病性质的年龄、体质等自身因素和自然、社会环境等外界因素。"证"的这些特性充分反映了疾病发展过程中某一阶段病理变化的本质和全貌。本人认为："证是一个将症状、体征和其他有用的因素，用中医的理论进行分析、处理，归纳之后而抽象、升华出来的一个特有概念。这个概念直接指挥着中医的治疗方法、护理方法、康复方法，以及养生保健方法等。"

本人曾对中、西医做过形象地比喻："西医就好像是从正面看人，把人分成漂亮、一般、不太好看、难看等几个类型，中医就好像'人被罩上面纱'，不能从正面对人的外形分类，只好从侧面进行分类，从侧面分类也可以分为漂亮、一般、不好看、难看等几个类型，换句话说，正脸看着漂亮的不一定侧脸也漂亮，要真正知道一个人是否漂亮，应该'正脸、侧脸全方位地看人'，也就是多维地观察，才能比较准确，也许这才是"中西医结合"的真正含义所在。"这其中最核心的是"证"，只要"证"辨对了，"论治"就迎刃而解了。常说的"治病容易辨证难"就是这个意思。临床上无论内科、外科、妇科、儿科等各种病症，都是根据不同的"证"，采取不同的治法，这样就有了"同病异治、异病同治"的说法，究其根本，实际上就是"同证同治、异证异治"。

当然，中医学也有直接治疗"病"或"症状"的，如蛔虫病用驱虫剂治疗，黄疸以茵陈治疗，疟疾用青蒿治疗等，但这都不是主流，中医学的主流思想是以"证"为核心的。

探索糖尿病肾病诊治新途径

李 平[*]

随着人们生活习惯的改变，进入 21 世纪以来中国已经成为全球糖尿病第一大国，作为糖尿病的主要并发症糖尿病肾脏疾病（diabetic kidney disease，DKD）在全球患病率高、危害严重，西医学缺乏有效治疗办法，已经成为发达国家和我国发达地区终末期肾病的首位原因。我带领研究团队，针对西医学的瓶颈问题：糖尿病肾脏疾病早期隐袭起病，不易发现；糖尿病肾脏疾病临床蛋白尿期疾病进展迅速，约为普通肾脏病的 14 倍，缺乏有效的治疗药物。我们历时二十余年开展了中医药防治糖尿病肾脏疾病的临床和基础研究。

一、开展中医药治疗糖尿病肾脏疾病的基础与临床研究，为"从肝论治"糖尿病肾脏疾病提供了科学依据

我带领团队针对近 30 年来中医药治疗糖尿病肾脏疾病的 1464 篇临床RCT 文献回顾性研究和 350 例临床病例研究，发现糖尿病肾脏疾病早、中期患者主要表现为气阴两虚夹血瘀证，其病机为肝失疏泄、肾络瘀阻、肝肾两虚。根据中医"肝肾同源"理论，我提出"从肝论治糖尿病肾病"的治疗思路。针对糖尿病肾脏疾病早期（微量白蛋白尿期），我在临床实践的基础上，结合名老中医经验及在日本多年从事柴苓汤的研究成果，研发了具有"益气疏肝，活血利水"功效的中药复方制剂——柴黄益肾颗粒

---

* "健康中国 50 人论坛"成员，中日友好医院研究员

124

（柴胡、黄芪、穿山龙、水蛭、当归、猪苓、石韦），并于 2008 年获得国家食品药品监督管理局颁发的新药临床批件。

实验研究发现：柴黄益肾颗粒具有显著减轻糖尿病肾脏和肝脏病理损害的作用，同时下调 MicroRNA-21 表达，抑制 NF-κB 信号通路驱动的炎症反应和 TGF-β/Smads 介导的纤维化。进而，我们利用代谢组学和脂质组学研究发现：柴黄益肾颗粒有效抑制了糖尿病肾病状态下肾脏中尿毒素、葡萄糖苷酸等有机毒素的异常升高，上调磷脂特别是鞘磷脂的水平，上述结果与药物对肝脏代谢的调节作用有关。针对糖尿病肾脏疾病中期（临床白蛋白尿期）缺乏有效的治疗药物，我对已故名老中医时振声教授治疗糖尿病肾病经验进行了系统的分析和整理，分别在北京和上海举行南北地域糖尿病和肾病专家座谈会，并对有代表性的 13 个省市 30 多家医院中医主任医师进行了问卷访谈，针对糖尿病肾脏疾病的主要病机：气阴两虚夹血瘀证，立法"益气柔肝，活血通络"，组方"糖肾方"（黄芪、生地黄、山茱萸、枳壳、鬼箭羽、三七、熟大黄）。经过在北京、上海、天津、唐山、杭州、陕西、成都等地开展多中心 RCT 临床试验，证实糖肾方可以减少糖尿病肾脏疾病临床蛋白尿并改善肾小球滤过率，其疗效优于国际公认的糖尿病肾病治疗一线用药——ACEI/ARB 类药物，多篇研究成果在国际杂志发表。

二、率先把系统生物学方法运用到中医药治疗糖尿病肾脏疾病的临床与基础研究中，为中医学的整体辨证思维提供了客观证据

随着人类基因组计划的完成和系统生物学方法的诞生，现代研究的诸多成果被普遍应用到中医中药的研究中。我们认为系统生物学的研究方法更贴近于中医学的理念，与中医整体观不谋而合。2005 年我和清华大学罗国安教授团队合作，获得国家 973 项目资助，借助系统生物学方法阐述中医药治疗复杂疾病的科学内涵，寻找"病-证"相关的代谢标志物。首

先，我们梳理了近30年以来中医药治疗糖尿病肾病的文献及我们团队既往开展的回顾性病例研究，建立了糖尿病肾病中医证型数据库。对糖尿病肾病中医辨证方法进行了数据挖掘及德尔菲法的专家问卷调查，同时开展横断面病例研究，运用聚类分析、主成分分析、最大似然法的因子分子及典型相关分析等方法，证实了糖尿病肾病从气阴两虚到阴阳两虚最终发展到气血阴阳俱虚的过程，而血瘀贯穿整个病程。以糖尿病肾病患者血液样本为示范，分别建立了整体代谢指纹谱分析、七大类百余种磷脂定性与定量分析、15种脂肪酸定量分析、21种嘌呤嘧啶相关代谢物定量分析和8种硫醇氨基酸定量分析的系列方法，我们研究发现随着糖尿病向糖尿病肾病的微量白蛋白尿期、临床蛋白尿期和尿毒症期的进展，磷脂类代谢物呈下降趋势；嘌呤/嘧啶核苷类代谢物呈上升趋势。这与中医辨证从阴虚证向气虚证转化，进而转化为气阴两虚证和阴阳两虚证的代谢标志物变化趋势具有良好相关性，进一步研究发现糖尿病肾病阴虚证代表性代谢标志物是一些磷脂类的物质，如PE750、PG747和PC802等；糖尿病肾病阳虚证代表性代谢标志物是肌苷、肌酐、胸苷、腺苷、胞嘧啶、胸腺嘧啶、同型半胱氨酸和S腺苷同型半胱氨酸等。与此同时，我们还利用代谢组学方法对我们开展RCT临床研究的糖尿病肾病患者治疗前、治疗3个月、治疗6个月和正常人血浆中的代谢物进行了分析，结果表明：中药治疗后代谢物轨迹发生了改变，整体代谢效应向正常转化。进一步我们利用定量代谢组学的方法研究了中药治疗后的靶标效应，发现中药治疗后磷脂类代谢物逐渐升高，而嘌呤/嘧啶类代谢物逐渐下降，都在向正常转化。

三、利用现代研究技术揭示中药糖肾方的分子机制和作用靶点，为中药复方"肝肾同治"提供了科学依据

中药复方的临床疗效被大家广泛认同，然而作用机制和作用靶点尚缺乏深入的研究。近20年来，我和我的团队一直在借鉴现代科学的研究方法和手段阐释中药复方组方配伍规律、药物作用机制和作用靶点。我们研究

发现：柴黄益肾颗粒和糖肾方都有肝肾保护作用，这些作用的机制都涉及抗炎、抗氧化和抗纤维化作用。为了深入探讨阐释中药糖肾方治疗糖尿病肾病的分子机制，我们应用自发性 2 型糖尿病肾病模型小鼠（C57BL/KSJ – db/db），取其肾脏组织，采用 Affymetrix 全转录本表达谱芯片进行基因表达谱分析。利用高糖刺激肾小管上皮细胞系，结合重组表达质粒和 siRNA 转染技术，利用 Western blot、免疫组织化学和细胞电镜技术等方法检测基因表达和细胞自噬水平，探索糖肾方改善糖尿病肾病的分子靶点及其机制。结果发现，糖肾方可以显著降低糖尿病肾病模型小鼠的尿白蛋白水平和细胞外基质沉积，减轻肾损伤；基因表达谱芯片验证结果表明早幼粒细胞白血病锌指蛋白（promyelocytic leukemia zinc finger protein，PLZF）可能是糖肾方改善糖尿病肾病的分子靶点。体内实验发现，糖肾方可以逆转 db/db 模型小鼠肾脏中 PLZF 表达升高和自噬水平下降。体外实验表明，高糖可诱导肾小管上皮细胞 PLZF 表达升高、自噬水平下降，而糖肾方可通过下调 PLZF 表达激活细胞自噬水平，减轻细胞胶原等的积聚。我们还通过 3 种动物模型发现糖肾方对于脂肪肝具有确切的疗效，并对该复方的活性成分及相关治疗机制进行了深入研究。首次发现糖肾方治疗脂肪肝依赖于 SIRT1 – AMPK 通路介导的脂质自噬。与清华大学化学系梁琼麟教授团队合作，采用液质联用方法鉴定了糖肾方的 29 种主要入血单体成分，通过体外脂质沉积的细胞模型和荧光筛选方法发现了糖肾方中的一种异黄酮化合物—刺芒柄花素是其主要的有效成分。进一步的机制研究发现，刺芒柄花素可以激活 AMPK，抑制 mTORC1 磷酸化，促进 TFEB 核易位，增强溶酶体生成、自噬体—溶酶体融合，改善自噬流，最终增加脂质自噬，减轻肝脏脂质蓄积。上述研究为中药糖肾方"肝肾同治"提供了科学依据。

　　在此，我由衷地感谢国家科技部 973 项目和国际合作项目的资助！感谢国家自然基金重点项目的资助！使我们能够完成上述研究，并于 2016 年获得国家科技进步奖二等奖。

生殖健康事业：方兴未艾，任重道远

——读刘鸿雁等著《中国生殖健康状况报告》有感

顾宝昌*

中国人口与发展研究中心副主任刘鸿雁研究员嘱我为《中国生殖健康状况报告》写个序言，我是很高兴的。原因在于，曾几何时铺天盖地的"计划生育"，在近年来突然变得销声匿迹，甚至被视为畏途，避而唯恐不及。在这样一个时刻，中国人口与发展研究中心的同仁们能撰写出这样一本洋洋洒洒的关于生殖健康和计划生育的读本，自然是令人欣慰的，应该对他们的工作表示支持，应该对他们的努力表示感谢。

《中国生殖健康状况报告》全书共包括四个部分，实际上也是四个大章，分别以中国生殖健康概述、中国避孕模式的变化特征及趋势、中国人工流产状况、避孕节育的国际比较为主题。在每章的阐述中，既包括了对相关概念定义的介绍，也有相关文献的综述；既有对数据资料的详尽分析，也有对面临挑战的认真讨论；既剖析了国内的形势，也展现了国际的视野，图文并茂，交相辉映。对于一切对生殖健康和计划生育感兴趣的专业人士和实际工作者甚至广大民众，这不失为一本不可多得的系统读本。

无论在世界范围还是中国大地，计划生育曾是如此的风起云涌，应该说不是偶然的。但人们往往从自己的视角去理解它，而不见得真的明了它的来龙去脉、过往今世。与人们熟知的以控制生育为宗旨的计划生育的经

---

* "健康中国 50 人论坛"成员，中国人民大学教授

历相反，计划生育当初却是为了解放妇女而问世的。无论是第二次世界大战初欧美国家妇女运动的呐喊，还是新中国成立初期大城市职业妇女的节育愿望，都是为了减轻妇女的养育负担从而能和男子一样，走出家门、走向社会，提高自身的经济地位和社会地位而奋斗。我国的许多妇女领袖和妇女组织曾为此做出了不懈的努力。

20 世纪五六十年代，随着和平时期的到来，特别是传染病的防治和死亡率的下降，人口的快速增长及其可能对社会经济发展带来的影响越来越引起广泛的关注和忧虑，企图通过降低生育率来放慢人口的过快增长成为应对的不二方案。但究竟是依靠社会经济的发展还是加强计划生育的开展来促进生育率的下降曾一时成为纷争的焦点，即所谓"发展是最好的避孕药"和"避孕药是最好的避孕药"之争，甚至到了政治化白热化的地步。但是，争论归争论，面对生育率居高不下和人口的猛烈增长，计划生育还是在世界各国轰轰烈烈地开展起来了。几年前世界银行出版的《计划生育的全球革命》（*Robinson and Ross*，2007）一书就生动地反映了当时各国通过启动计划生育运动以降低生育水平的艰难历程。

中国也不例外，在 20 世纪 70 年代初，尽管正处于"文革"的混乱之中，还是在第四个五年计划中断然宣布在全国提供免费避孕服务，拉开了全面开展计划生育的序幕。"我们不应该等待经济发展来引发生育率的下降，而应该通过大力开展计划生育来推动生育率的下降"一时成为共识。

政府的号召和服务的提供极大地帮助和激发了广大群众特别是广大妇女中减少生育的愿望的实现，一系列避孕药具的开发和投放成为计划生育的有力保障，生育率也随之掉头下跌，趋向更替水平。20 世纪 80 年代初"公开信"的发表又把计划生育推高到了"国策"的地步，到 20 世纪 90 年代初，我国的生育率已经进一步下跌到更替水平以下。

但是，在生育率不断下降的同时，一切为了人口控制的倾向带来对于人们特别是广大妇女的生殖权利的侵犯和生殖健康的伤害，引发了国际社会对计划生育的严重反思，导致了在 1994 年的开罗国际人口与发展大会

（ICPD）上生殖健康和生殖权利概念的引入，即强调不应该以侵犯妇女生殖权利和危害妇女生殖健康的方式来达到生育率下降和控制人口过快增长的目的。而中国反映在计划生育工作实现工作思路和工作方法"两个转变"的提出，计划生育优质服务试点的推行和计划生育优质服务县（区）的创建，以及近年来对生育政策的不断调整。由此可见，生殖健康的概念无论从内涵还是到外延都已经发生了深刻的变化，从一个生物医学领域的专业名词蜕变为人口与发展领域的基本原则，并成为联合国可持续发展目标之一。这也难怪人们对把"reproductive health"翻译成生物学色彩浓重的"生殖健康"颇有微词，认为还是译成"生育健康"更能体现它的新意。

计划生育在过去几十年里经受的跌宕起伏的历程在本书中从文献到数据给予了详尽和系统的回顾和阐述。其中有不少有意思的描述可以反复回味，看似不合常规却是真实写照。比如，书中讲到"一般来说，避孕措施的使用率越高，人工流产的风险应该越低。但从中国的避孕手术量与人工流产手术量的发展变化看较为反常，其呈现伴生现象，即较高的避孕率与较高的人工流产率相伴"。这并不是由于一方面上环结扎在增加，另一方面出现很多人工流产，而是在对大量计划外怀孕实施补救后又紧接着采取了长效避孕措施以防止计划外怀孕的再度发生。这正是当年计划生育工作的实际情况在数据统计上的映射。这样一场被称为人类社会"悄悄的革命"，其意义之深远，内容之丰富不应为人们所遗忘，对于我们认识计划生育的今天和未来也会很有教益。

随着人口生育率的下降和人口增长速度的减缓，生育政策的调整，政府机构的变动，计划生育的使命今何在？计划生育向何处去？又成为新的问题摆在了人们的面前，回答是各种各样的。形势的发展呼唤着计划生育的转型，这样一场转型实际上从1994年的国际人口与发展大会提出生殖健康和生殖权利就已经开始了，从计划生育工作思路和工作方法的"两个转变"的提出就已经开始了，而今天就显得更加迫切。报告在各章中从不同的角度对当前计划生育向生殖健康转型的必要性展开了具体的分析，给我们很多的启示。

在传统的计划生育工作中实行的"一上二扎"已经终结了，但不等于说人们的避孕节育的需求不存在了。不同形式和功能的避孕节育方法的不断开发和投入使用大大方便了人们实行计划生育的可能性和有效性。但是，没有一种避孕节育方法是适合于每一个人的，也没有一种避孕节育方法是适合于人生的所有阶段的，这就决定了人们的避孕节育意愿和需求的多样性和实行计划生育知情选择的必要性。书中分析了人们的避孕方法的使用在不同人群、不同文化、不同地区的不同特点，显现了从单一型向多样型，从长效型到短效型，从医控型到自控型的变化。但是不是长效型和医控型就一定会失去人们的青睐？仍然难以这样断言，比如在书中介绍在美国女性绝育是使用率最高的避孕方法，说明女性绝育高并不是中国独有的现象。又比如，男性绝育技术尽管在中国有不少首创，但却始终没有流行起来，而在英国男性绝育的使用却远远超过了女性绝育。书中认为长效绝育方法使用在中国长期居高不下是因为生育政策要求所致，待到自主选择后就一定不受人们的欢迎，恐怕不一定站住脚。又比如，在日本，尽管避孕套的有效性很低，但使用却是最多的，此外还有44%的人没有实行避孕，但这并不妨碍日本成为世界上生育率最低的国家之一。我们也曾经注意到在印度和一些非洲国家出现过结扎率上升但生育率却没有下降的情况。所有这些说明，究竟如何认识避孕率和生育率之间的关系还是有许多需要进一步探讨的问题。

书中很重视人工流产问题，用一整章来专门讨论，是特别值得嘉许的。人工流产对妇女的身体和心理都有严重伤害，因此是衡量生殖权利和生殖健康的一个重要指标。尽管人工流产的调研非常困难，人工流产的统计很难准确，但人工流产的研究确实是非常重要。在长期的计划生育工作中，为了保证生育政策的落实，往往把人工流产作为防止计划外生育的补救措施，以至于在20世纪80年代达到几乎每年在上千万的规模。随着90

年代孕前型工作方式的推行和避孕方法知情选择的引入，人工流产数量也随之下落到七八百万的水平。但值得注意的是，2013年以来我国的人工流产数量出现大幅度上升，到了九百多万，一下子猛涨了约1/3。我国1990年以来的人工流产比曾在1991年达到62%的最高值，而2018年人工流产比居然超出1991年而高达64%，这是令人震惊的。在育龄妇女规模不断缩小、生育政策不断放开、性别选择不断弱化、生育数量不断减少的情况下，为什么人工流产的数量反而大幅度增多，人工流产比大幅度上升呢？当然有统计数据的合并、数据真实性增强等方面的原因。但不管如何，每年上千万的人工流产是一个不得不正视对众多妇女生殖健康和生殖权利的严重挑战，不容回避。应该看到，在避免计划外生育和产前性别选择的需求越来越消去的同时，青少年人群中的未婚人流在增多，甚至在有些地方已经超过了已婚人群的人流数量；另外，在已婚妇女中的避孕失败导致的人流也在增多。这既揭示计划生育需求的大量存在，也反映计划生育服务的严重缺位。当务之急是要破除长期以来形成的所谓"人流无害论"的错误意识，把预防和减少不同人群中的人工流产作为衡量生殖健康的重要指标，同时要强化有针对性的计划生育避孕节育服务，以"防患于未然"来减少人工流产的发生。

书中也一再提示我们，所谓生育意愿弱化了，生育政策放宽了，计划生育服务也就无关紧要了想法，是没有根据的。书中对生育趋势和避孕节育的关系的分析表明，生育意愿减弱了，生育水平下降了，对避孕节育的需求不是减少了而是更高了，现代方法避孕率的使用上升了，人们甚至转向长效避孕方法作为自己的最佳选择。这对于我们认识新时期计划生育的新使命无疑有重要的启示。

这篇短文与其说是序言，不如说是读后感更恰当些。欣喜之余，谨此，祝《中国生殖健康状况报告》问世。

筋膜与经络的联结

——筋膜界面流

郑志坚[*]　　倪国栋[**]　　李宏义[***]　　马增斌[****]

筋膜是由结缔组织构成的广泛使用但定义模糊的解剖学结构,随着现代医学的发展,筋膜受到国内外学者的广泛关注[①]。在跨学科筋膜研究的环境中,筋膜同时以两种方式(即解剖学和功能学)被人们认知,其解剖学定义是皮肤下方以附着、包围和分离肌肉及其他内部器官的鞘状、片状或任何其他可分解的结缔组织[②];功能学定义为筋膜系统,由疏松和致密的纤维结缔组织构成[③]。由于筋膜组织在体内完整的相互连接,肌肉可伸缩滑动,神经和血管可在收缩区域和关节之间或周围滑动,器官可以在体内滑动和移动,所以筋膜系统创造了人体结构的连续性,为每个组织和器官提供形式和功能,使得身体能够进行日常的运动[④]。

经络是以十四经脉为主体,网络周布全身的一个复杂体系,是人体内

　*　"健康中国50人论坛"成员,北京医院主任医师

　**　北京医院医师

　***　北京医院主任医师

****　北京医院副主任医师

　①　Schleip R, Hedley G. Yucesoy Can. A. Fascial nomenclature: Update on related consensus process. Clin Anat [J]. 2019, 32 (7): 929 – 933.

　②　C. Stecco, R. Schleip. A fascia and the fascial system J. Bodyw. Mov. Ther, 20, (1), 2016, pp. 139 – 140, 10. 1016/j. jbmt. 2015. 11. 012.

　③　Sue Adstrum, Gil Hedley, Robert Schleip, et al. Yucesoy, Defining the fascial system. Journal of Bodywork and Movement Therapies, 21 (1), 2017, pp. 173 – 177.

　④　Dawidowicz J, Szotek S, Matysiak N, et al. Electron microscopy of human fascia lata: focus on telocytes. J Cell Mol Med. 2015, 19 (10): 2500 – 2506.

运行气血、联络脏腑、沟通内外、贯穿上下的通路，是调节和反映人体机能的重要系统。《灵枢·海论》曰："夫十二经脉者，内属于脏腑，外络于肢节。"是对经络功能的高度概括，体现出经络体表与内脏之间的密切联系。经络学说作为中医基础理论的核心内容，阐述了人体的生理功能及病理变化，用以指导临床诊治疾病已有数千年。国内外学者对经络实质的研究方兴未艾，近半个多世纪的研究产生了多种经络实质的假说，如神经学说、体液学说、能量学说、筋膜学说、非实质学说等①②③，但是仍然不能全面地解读中医经络的实质。近年来，越来越多的国内外学者将经络实质的研究聚焦在结缔组织上，通过运用计算机技术和现代医疗设备发现结缔组织和经络的共同特点：遍布全身的网络系统，同时多数穴位位于结缔组织上，结缔组织与经络关系密切。有学者通过分析经络的复杂作用机制，指出经脉可能是某种具有多元结构的物质、能量和信息的转换和传递的通道，指出经络可能是筋膜及结缔组织本身④⑤。

一、筋膜理论

在过去的十年中，大量的研究集中在人体筋膜解剖上，如颈部区域的筋膜、足底筋膜、血管内收肌筋膜的研究，然而"筋膜"迄今为止没有明确单一的定义，这可能与不同领域科学家对其理解的角度不同所致。2011年联邦国际解剖术语计划（FIPAT）与 FCAT 达成一致，给出了筋膜的解

---

① 宋亚芳，裴丽霞，李丹丹，等. 对现代经络实质研究方向的质疑［J］. 中华中医药杂志，2017，32（7）：2891 – 2894.

② 许金森. 经络研究的现状与展望［J］. 中华中医药杂志，2016，31（11）：4355 – 4360.

③ 杨书蔚，马铁明. 经络循经感传与结缔组织相关性研究概况［J］. 实用中医内科杂志，2018，32（2）：74 – 77.

④ Langevin H M，Bouffard N A，Badger GJ，et al. Subcutaneous tissue fibroblast cytoskeletal remodeling induced by acupuncture：Evidence for a mechanotransduction-based mechanism. J Cell Physiol，2006，207：767 – 774.

⑤ Bai Y，Wang J，Wu JP，et al. Review of evidence suggesting that the fascia network could be the anatomical basis for acupoints and meridians in the human body. Evid Based Complement Alternat Med. 2011，2011：260510.

剖学定义："筋膜是皮肤下面形成的鞘、片或任何其他可分解的结缔组织聚集体，以附着、包围、分离肌肉和其他内部器官。"该定义被建议用于在介观和微观尺度上进行组织学方面的交流。筋膜命名委员会（2014）认为构成筋膜的细胞复杂多样，胶原蛋白与结缔组织的连续性确保了人体的完整和健康，所以提出筋膜系统概念："筋膜系统由含有胶原蛋白的三维连续体组成，松散而致密的纤维结缔组织渗透到身体。它包含脂肪组织、外膜和神经血管鞘、腱膜、深筋膜、浅筋膜、神经外膜、关节囊、韧带、脑膜、肌筋膜、骨膜、视网膜、肌腱、内脏筋膜及所有肌肉内和肌间结缔组织。筋膜系统穿透并包围所有器官、肌肉、骨骼和神经纤维，赋予身体功能性结构，并提供一个能使所有身体系统一体化运作的环境。"Bordoni B 等[①]认为该定义中排除表皮而不能完全了解筋膜组织本身，通过比较结缔组织和皮肤的机械代谢特征，将筋膜系统定义为："包含任何能够响应机械刺激特征的组织，能够支撑、分隔、穿透和连接身体的所有区域，从表皮到骨骼，涉及所有功能和结构，不断传递和接收可能影响整个身体形状和功能的机械代谢信息。"解剖学和组织学研究表明，筋膜组织在密度、刚度和其他参数如代谢和体液活性方面是高度可变的，筋膜组织不仅在功能解剖中起着重要的作用，而且在功能解剖中起着重要的作用。筋膜作为非特异性结缔组织而遍布于躯干、内脏，是人体内器官和组织的被膜和支架网络，是一个连续不断的系统，构成人体外形、保持人体姿势、传输运动张力及压力，为人体每个组织和器官提供形态和功能。筋膜按人体不同层次可分为浅筋膜、中层筋膜和深筋膜，浅筋膜位于皮下，多由疏松结缔组织构成，含有脂肪、浅静脉、皮神经、浅淋巴结等。中层筋膜位于浅、深筋膜之间，是肌筋膜的重要组成部分，多由致密结缔组织构成。深筋膜又称固有筋膜，由致密结缔组织构成，位于浅、中筋膜深处。筋膜的双袋结构和张力整体性特点形成筋膜的四个基本功能：包裹、保护、维持姿

---

① Bordoni B, Marelli F, Morabito B, et al. New Proposal to Define the Fascial System. Complement Med Res, 2018, 25: 257 - 262.

势、构成通路，筋膜对于人体生理和代谢的稳态，以及愈合和修复机制必不可少。

刘艳彬等①在切断家兔筋膜组织前后，对家兔经穴输入定量低频振动波，测定体表经脉循行线，结果表明循经声波沿深筋膜组织传导，提示经脉附着于筋膜组织上，为经络的实质提供了解剖学基础。黄志军等②通过对手部腧穴的太赫兹光谱特征与周围解剖结构的研究发现，筋膜分布多的部位太赫兹辐射量多，筋膜聚集之处乃经气聚集之地，进而证明了经络是筋膜间隙的科学性。赵喜新等③认为经络依附在筋膜组织上，外界的刺激和反射可以形成筋膜线性兴奋，体现出经络存在的特征。

我国学者原林等④通过数字人研究构建了人体全身筋膜构架，提出人体内结缔组织筋膜支架可能构成新的功能系统——支持与储备系统新学说，同时提出了新的研究领域——筋膜学，筋膜学具体内容是研究结缔组织自身的功能机制和结缔组织与其他功能组织细胞的相互关系，从如何维持人体较长生命周期的角度研究人体结构与功能，据此提出筋膜是经络的解剖学基础的观点，这为中医学理论尤其是传统经络学说提供了新的现代生物学基础。

二、经络理论

经络概念及实质一直是中医界争议最多的话题之一，20 世纪 50 年代，全国范围内开展了对经络本质的现代研究，不同学者从声光电热磁及同位素追踪等角度，利用现代仪器探讨经络循经感传现象及经络物质组成和结

① 刘艳彬，郑利岩，张小卿，等. 切断家兔筋膜组织对经脉线导声状态的影响［J］. 中国中医基础医学杂志，2004（2）：56-58.
② 黄志军，吴卓航，邱烈泽，等. 腧穴太赫兹光谱特征与筋膜经脉气道理论的相关性研究［J］. 中华中医药杂志，2019，34（8）：3728-3731.
③ 赵喜新. 依附于人体筋膜系统的经络本质及功能［A］. 中国针灸学会. 2017 世界针灸学术大会暨 2017 中国针灸学会年会论文集［C］. 中国针灸学会：中国针灸学会，2017：2.
④ 原林，白宇，黄泳，等. 经络的解剖学发现与筋膜学理论［J］. 上海针灸杂志，2011，30（1）：1-5.

构特点，共提出十余种经络实质的假说，然而迄今为止经络的实质尚无定论。循经感传现象是经络学说的重要组成部分，科学家们通过循经感传为切入点，发现经络具有循经低电阻特性、循经声传导特性、热辐射特性、光学特性、磁学特性等①。但是，以上特性仅证实了经络现象存在的客观性，未能揭示经络的具体解剖结构及本质。通过整理历年的相关文献研究，可以将经络实质的假说大致分为以下几个方面：神经学说、体液学说、能量学说、筋膜学说、无实质学说等②。

（一）神经学说

在经络实质的研究中，神经学说占重要地位，科学家们将神经学说分为"中枢兴奋扩散论""外周动因激发论""二重反射论""循经骨骼肌链论""轴索反射接力联动说"等。神经系统的解剖学整体性和调节全身其他系统功能的特性和经络的特性相似度高，同时神经细胞可以满足经络特异性电场的形成条件：神经纤维组织分布全身且位置相对固定，多数与经络循行一致；外周神经具有跨体节分布性及双向传导性，与经络的跨体节双向传导性相似；中枢神经系统和外周神经系统均可对内脏产生调节作用，与经络"内属于脏腑，外络于肢节"特性相似；中枢神经调控全身，使之成为一个空间的网络关联整体，满足经络整体性调节的作用规律③。循经感传的研究显示，针感和针刺效应基于神经系统结构与功能的完整，完整的神经系统能解释经络学说的大多数现象，但是神经的走行分布和经络特有的循行路线之间存在一定差异，至今仍没有发现人体中某条神经的走向与经络的走行路线完全相符，所以无法用神经学说替代经络学说，经络有其相对独立性④。

---

① 吴婉莹，王朝晖. 近五年来经络实质研究进展［C］. 世界中医药学会联合会中医健康管理专业委员会第二届学术年会论文集. 2015：65–68.
② 陈长水，江怡帆，付桂芳，等. 经络和神经系统相关性的研究综述［J］. 量子电子学报，2011，28（6）：648–653.
③ 谭春雨. 基于神经电场理论的经络本质探讨［J］. 中国针灸，2010，30（10）：835–839.
④ 黎波，李忠正，刘强. 经络流派学说研究进展［J］. 山西中医，2016，32（6）：55–57.

（二）体液学说

《黄帝内经》曰："刺脉出血、脉动、经脉者，所以行血气。"有学者根据古人对脉的描述将经络实质归为血脉论，然而诸多经络传感等现象表明，此脉非完整之经脉，只能称其为组成部分。现代支持体液学说的学者认为经络与人体体液关系密切，如神经激肽、P物质、降钙素、五羟色胺、组织胺等多种递质和多种离子，多从人体组织内理化成分的角度探索经络的结构及功能①。

研究表明，肥大细胞和P物质是产生经络效应的关键因素之一。P物质是一种能被神经系统和免疫系统等共同识别的信号物质，传导过程具有明显的线性特征，可能是经脉信息传递的重要物质，肥大细胞脱颗粒可释放P物质、组胺、5-羟色胺、钙离子等物质，多种化学物质参与了经络功能的形成②。通过红外热像和正电子照相机证明循经低流阻通道可运输水液和葡萄糖分子及组织胺，运用生物流体力学实验方法，证实了经络的低流阻特性，发现经络是一种低流阻通道及相应的长程组织液流系统，它的流动路线就是中医的经络，它是生命体的原始体液循环系统，针刺通过改变经络中组织液及流通阻力，调整人体内环境③④。同时脉管外体液假说和细胞缝隙连接假说为体液论的重要组成部分，分别由国内外学者提出并加以实验验证，然而依旧无法解释经络的实质。

（三）能量学说

诸多研究表明，经络与人体各系统的功能活动有关，特别是与人体最基本的生命活动—能量代谢密切相关⑤。

---

① 康婧青，郭义，张赛，等. P物质与经络穴位相关性研究进展［J］. 上海针灸杂志，2015，34（4）：374-376.

② 张锐红，许金森，陈铭，等. 肥大细胞及P物质与经络的相关研究［J］. 云南中医中药杂志，2019，40（7）：21-24.

③ 张维波. 经络——生命的原始体液循环系统［J］. 中医药管理杂志，2006（7）：58-60.

④ 云洁，王燕平，张维波，等. 应用生物阻抗频谱法对循经体液分布的初步观察［J］. 中国中医基础医学杂志，2015，21（7）：853-856.

⑤ 张力. 用"场"学说探讨针灸经络［J］. 上海针灸杂志，2006（1）：36-38.

杨中杰等①认为经络在人身心之机能位阶应处于身与心间相互联结操控之接口，传导的是信息与能量，输布主体是血气之气，经络穴道是人体身心沟通信息与运行生命能量的网络，由于能量是抽象的，人体能量内部流动只是内力虚功，故无法直接从解剖中寻找到经络实质。王汇成等②认为人体中有两套传输系统，分别为血液循环、淋巴回流循环系统和能量循环（经络）系统，通过红外热像仪测出针刺某个穴位或向该点注射能量（如艾灸、红外线照射、手法点穴）时，该点处会得气（能量），如果该点在谐振线上，它得到的能量会沿该线传播（共振吸收原理），故提出经络的实质是生命信息能量的谐振通道，是信息、功能传输系统，因为信息、能量是无固定形状的（无形的），所以具有解剖性。晏向阳③认为经络系统是主要传输物质能量的振动波，同一条经脉各穴位的振动频率或振幅都相同，不同经脉穴位之间的振动频率或振幅则不相同，经气是在穴位之间呈不连续的跃迁式传输，不依赖于人体解剖结构，但可以依托于已有的任何解剖结构实体。郭义等④从量子力学角度，提出经络是由一系列开放频率相同的细胞组成的，经络的特异性是由体内粒子从一个量子的倍值不连续地跃迁到另一个量子倍值时的频率特异（即跃迁频率）决定的，经气的实质就是电磁波、能量等信息的传导。

（四）筋膜学说

人体中最普遍和最有影响的组织是结缔组织，结缔组织具有连接、支持、营养、防御、保护和创伤修复等功能。筋膜是结缔组织的重要组成部分，大量研究表明，经络可能是筋膜结构及结缔组织本身，还有可能是由

---

① 杨中杰，阳仁达. 从古籍探究经络与气之本质及现代化定义 [J]. 中华中医药杂志，2018，33（10）：4579 – 4582.

② 王汇成，王而刚，张葆荣. 显现经络的理论根据、试验验证和显现经络的意义 [J]. 中国针灸，2018，38（4）：391 – 397.

③ 晏向阳. 中医经络本质的能量共振传输假说 [J]. 世界中西医结合杂志，2008（8）：487 – 490.

④ 郭义，沈济人，史丽萍. 从量子学角度再探经络实质 [J]. 云南中医学院学报，1988（3）：11 – 14.

结缔组织构成的通道[1]。谢浩然等[2][3]通过解剖发现皮肤、肌肉和骨骼等器官之间的筋膜间隙结构复杂，筋膜间隙中包含疏松结缔组织、组织液气、能量物质、神经、血管和淋巴等多种组织结构的物质功能，与传统中医经络的特点遥相呼应，由此指出经络实质是筋膜间隙气血通道的调控系统，经络脉气是纵横间隙的组织液气，经络气道是纵横间隙的液气通道，这种经络气道的特点，不是封闭性的管道，而是生物能量与物质交换的开放性有序稳定的多级层次间隙结构（耗散结构）复杂巨系统的液气通道。王春雷等[4]通过对人体全身筋膜结构进行分割、标记和三维重建，发现了与古代经络记载走行相似的线性结构，结合影像学、解剖学、分子生物学实验印证，指出经络和腧穴位于人体筋膜结缔组织中，人体筋膜支架是经络的解剖学基础，提出经络实质的"筋膜学"理论。"筋膜学"理论的提出，使固有结缔组织成为现代经络实质研究的重要靶向，从筋膜的功能学角度出发，筋膜极有可能就是经络的解剖基础[5]。郑利岩等[6]通过循经声波检测证实经脉线附着于筋膜组织上，且经穴－脏腑效应与筋膜有关，为经络物质基础研究提供了新的实验依据。王西明[7]通过物理学知识测量提插捻转手法对腧穴能量输入比较，推测经络的物质基础可能是含有弹性纤维和胶原纤维较多的软黏弹性组织，即筋膜组织。

国外学者亦认为经络与筋膜之间存在密切联系，应用虚拟的人体数据推断机体的结缔组织能够影响针灸发挥其作用，科学家们通过结缔组织超

---

① 杨书蔚，马铁明. 经络循经感传与结缔组织相关性研究概况 [J]. 实用中医内科杂志，2018，32（2）：74－77.

② 谢浩然，李芳春，张维波. 人体经络气道实质相应定位的解剖观察 [J]. 针刺研究，2009，34（3）：202－206.

③ 谢浩然，李芳春，马小顺. 试论经络实质 [J]. 针刺研究，2007（3）：210－213.

④ 王春雷，吴金鹏，王军，等. 筋膜学说解读中医经络实质及针灸作用机制 [J]. 中国中医基础医学杂志，2008（4）：312－314.

⑤ 赵丽云，张铭，赵福建，等. 筋膜与经络研究进展 [J]. 中华中医药杂志，2011，26（8）：671－675.

⑥ 郑利岩，张小卿，田国伟，等. 切断筋膜前后针刺"三阴交"穴对家兔子宫蠕动功能的影响 [J]. 中医药学刊，2005（5）：825－826.

⑦ 王西明. 提插与捻转手法输入能量的比较分析 [J]. 中国针灸，2011，31（1）：71－74.

声影像实验验证了该假说。Norbert Maurer 等[①]通过解剖了四个人类标本和另外两个小腿发现，80%的穴位中均存在结缔组织的血管神经穿过筋膜孔到达皮肤，故提出人体细胞外基质的筋膜浅层是经络的解剖学基础，同时发现肌肉、肌腱和韧带的部分遵循经络循行（膀胱经、大肠经等），所以经络不仅是筋膜、筋膜外膜或肌腱，应当还由其他物质构成。

（五）无实质学说

种焕朝等[②]认为经络概念的生成是天象观察与人象观察后主观情感下的思辨产物，即经络在起源初期是功能化的产物，而非西方解剖形态结构的实质，近年来对经络实质的研究趋于绝对化，导致了众说纷纭的口径不一。章晓东[③]认为经络是取象于多种客观事物并经哲学加工而成的形而上学的产物，是古人在总结对人体生命现象多方面客观认识的基础上，经过古代哲学抽象所形成的理论路线图，而非一种独立的解剖结构。陈宁等[④]发现经络具有许多类似振动模态的特性，故提出经络是人体内具有模态特征的系统，该系统反映了外界作用能量和系统内在响应之间的关系，模态理论既能够合理地解释"经络所过，主治所及"及循经感传的特性，又能解释腧穴与经络之间的分布关系。孙承文等[⑤]认为经络是中国古代医家对重力环境下对一种生物信息机制的方法论把握和"科学"描述，是生物在发展"体积"的进化过程中，在其伴随重力适应而演化其结构机能的同时，同程产生的一种机理现象，即应力和应变反应，是运动系统的效应，其本质是应力信息，换言之经络是一个操作平台，本源是自然界各因素的

①　Maurer N, Nissel H, Egerbacher M, et al. Anatomical Evidence of Acupuncture Meridians in the Human Extracellular Matrix: Results from a Macroscopic and Microscopic Interdisciplinary Multicentre Study on Human Corpses. Evid Based Complement Alternat Med. 2019; 2019: 6976892. Published 2019 Mar 21.

②　种焕朝，王琦，郭义，等. 相对基石哲学构建相对经络系统的解剖实质科学理论 [J]. 辽宁中医药大学学报，2019，21（2）：172–178.

③　章晓东. 经络实质的思辨 [J]. 医学与哲学，2004（10）：43–44.

④　陈宁，台永鹏. 经络是人体内具有模态特征的系统 [J]. 中国针灸，2016，36（6）：655–656.

⑤　孙承文，芮克诗，芮祥文，等. 经络实质与达尔文的"重力法则"——关于经络的实质的哲学思辨 [J]. 运动，2012（15）：149–150.

交互作用，而腧穴与经络之间的关系只是运动和对抗的结果，即肌体与重力对抗的过程效应，二者没有并不具有形态学意义上的结构，两者也不是一个系统串上的两种构造。

国内外科学家们为揭示经络的实质进行了大量的科学实验研究和基础理论探索，但是迄今为止，尚无一个公认的、可以全面地阐明经络系统的组织结构、作用通路、具体过程和机制等方面的学说[1]。

近年来，有国外学者在整个人体的真皮和黏膜下层以及其他纤维结缔组织中发现了一个间隙，该间隙由强大的柔性蛋白质网支撑，其间充满了液体，该组织能够起到缓冲的作用，同时也是人体内流动液体的"高速公路"[2]。我国学者在既往研究中提出过类似间隙，并定义为组织通道：组织通道是除神经、血管、淋巴管等横向联系的三个系统之外的第四个系统，是直接包绕细胞、组织，形成细胞组织的微环境，诱导细胞分化，直接参与细胞、组织的物质、信息、能量传递而形成的组织液流动途径[3]。由于组织通道中的组织液流动于细胞、组织之间，弥散分布，从技术层面和组织结构层面很难区分和判断组织通道的结构，不做标记（如色素、荧光、墨汁等）很难观察处于自然状态下的组织通道。组织通道与血管和淋巴管等不同，解剖学可以看到体内的血管和淋巴管，而有腔无壁的组织通道可能解剖时就被解剖刀破坏了或忽略了，所以组织通道与经络的关系需要进一步研究[4]。可以看出间质器官与筋膜解剖结构和生理功能与筋膜的结构和功能有着高度相似性，筋膜组织与经络只是同一部位（物质）的不同认

---

① 夏培肃，李华. 关于经络系统研究的评述和建议［J］. 中国科学院院刊，2014，29（3）：383–388.

② Benias，P. C，Wells，R. G，Sackey-Aboagye，B. et al. Structure and Distribution of an Unrecognized Interstitium in Human Tissues. Sci Rep 8，4947（2018）doi：10. 1038/s41598–018–23062–6.

③ 田牛，罗毅. 组织通道学概论［M］. 北京：军事医学科学出版社，2010：19～42，156～164.

④ 田牛. 组织通道［J］. 微循环学杂志，2003（4）：1–3.

识角度，所以间质组织可能与传统经络存在密切联系①。

三、筋膜界面流－经络实质新探索

自然界中的物质主要以固态、气态和液态三种状态存在，其中两种物质态之间存在界面区。例如，气液界面区、固液界面区等，透射电镜发现在人体纤维结缔组织中存在纳米尺度的"固液界面区"，"固液界面区"中流体的一面与蛋白聚糖链组成的"水凝胶"接触，另一面与纤维丝接触，沿着纤维丝纵向分布，与相邻的界面区流体相互连通；成千上万条纵向分布的界面区流体，在动静脉血管周围沿着血管长轴形成了一种长程、宏观的界面流体传输现象，物质可在液面区快速传递。通过对比发现，长程界面流体传输通路的起点与传统医学文献中的穴位相关，经络是人体气血运行的通路，"内属于腑脏，外络于肢节"，这种"体表－内脏联系"不仅仅依靠脉管循环系统，也通过纤维结缔组织网络中的长程界面流体传输通路来实现②。

Hong-Yi Li 等③通过在健康志愿者四肢腧穴经皮下注射最少量的示踪剂，运用磁共振技术分别在每个受试者的前臂和小腿中发现了 6 个特定流体通道，流体通道与传统经络走行方向一致；在将示踪剂注入非穴位后，没有发现特定的流体通道，通过磁共振血管造影证实该通道不是皮下组织中的浅静脉，且示踪剂沿每个特定流体通道的迁移不会被针刺中断并保持完整，所以发现的流体通道与淋巴管或血管的性质不同。这一现象在接下来的动物实验研究中也得到证实，研究人员通过观察小鼠太溪穴注射混合示踪剂后的分布情况，发现在兔静脉外膜有流体流动，来自四肢远端的长

---

① 吴慧婷，章文春，欧阳厚淦. 筋膜与经络、三焦焦膜的研究进展［J］. 中华中医药杂志，2019，34（10）：4744－4746.

② 李宏义，韩东，李华，等. 全身纤维结缔组织网络中的界面流体传输现象［J］. 生理科学进展，2017，48（2）：81－87.

③ Hong-Yi Li, Jie-Fu Yang, Min Chen, et al. Visualized Regional Hypodermic Migration Channels of Interstitial Fluid in Human Beings：Are These Ancient Meridians？The Journal of Alternative and Complementary Medicine，2008，14：6，621－628.

程通路至少与心脏表面、部分小肠壁、部分肺静脉表面的纤维结缔组织相连，静脉外膜可视化的静脉通路应由具有丰富胶原蛋白的疏松结缔组织和多孔纤维床组成，且没有被明确界定的边界膜覆盖的隧道，是血管周围空间样的通道。研究者认为在哺乳动物中存在一种新的系统分布的通路，这种新的通路不同于传统血管循环通路，沿着多孔通道的自由流体可以被积累以形成向心排出自由的组织液的相对封闭的通道，这可能构成与血管循环互补的潜在的排出系统[①]。

为了验证整个人体定向长距离血管外流体传输路径的结构框架，李宏义[②]等在健康志愿者和尸体中开展了相关研究，研究结果证实，一种由人体中定向结缔组织的纤维基质组成皮肤和血管周液运输途径，该途径由人体内定向结缔组织的纤维基质组成，定向结缔组织的纤维基质是长距离间质液转运途径的组织学结构。固体纤维与周围的凝胶状物质无法自由流动，两者之间存在的界面的间隙可供液体运输，可称之为"纤维/凝胶界面间隙"，缩写为"界面间隙"。一旦将流体填充到界面间隙中，就可以形成液膜，该液膜可以称为"纤维/凝胶界面液体区"，简称为"界面液体区"；液体在某种动态驱动机制下沿着纤维在该区域中流动，就可以建立一个"界面传输区"，由于纤维是通过长距离纤维性血管外途径纵向组成的，因此"界面传输区域"具有长距离传输特性。

筋膜是结缔组织的重要组成部分，包含脂肪组织、外膜和神经血管鞘、腱膜、深筋膜、浅筋膜、神经外膜、关节囊、韧带、脑膜、肌筋膜、骨膜、视网膜、肌腱、内脏筋膜及所有肌肉内和肌间结缔组织。大量研究表明筋膜与经络之间存在密切的联系，然而从组织分布上看，筋膜呈面状或三维立体状遍布全身，与经络的线状分布有所区别。根据"界面传输区

---

① Li HY, Chen M, Yang JF, et al. Fluid flow along venous adventitia in rabbits: is it a potential drainage system complementary to vascular circulations. [J]. Plos One, 2012, 7 (7): e41395.

② Li, H, Yang, C, Yin, Y, et al. An extravascular fluid transport system based on structural framework of fibrous connective tissues in human body. [J]. Cell Prolif, 2019, 52: e12667.

域"的长距离传输特性，结合筋膜组织的广泛分布特点，我们提出"筋膜界面流体传输系统"，简称"筋膜界面流"，该系统具有相对封闭的通道，该通道能够在实验中被观测到，物质可在该通道中能够高速的流动至全身，人体的特定通道（经络）上的不同区域（腧穴）能够在一定的刺激下（针灸、推拿等）调节通道中物质的物质成分、流动速度等，进而达到调节全身各系统的目的。

国内外学者对经络实质的研究做出了大量的工作，诞生了诸多经络实质假说，由于缺乏深入阐明其生物学意义，也没有进一步指导临床实践，所以所有的假说都无法得到生物学界和医学界的公认①。在现代科技手段的引进和多学科理论的指导下，我们提出了"经络—筋膜界面流"假说，为丰富和完善经络实质研究提供新的研究方向，以期揭示经络的实质，推动中医药事业的发展。

---

① 欧阳静，程如，张晓甦. 经络实质假说的研究进展［J］. 江苏中医药，2014，46（10）：77－79.

第四部分

科技 食品健康

人工智能在心血管 CT 中的应用

宋　麒* 　张今尧**

人工智能（artificial intelligence，AI）是研究、开发用于模拟、延伸和扩展人的智能的理论、方法、技术及应用系统的一门新的技术科学。目前已应用于人机对弈、模式识别、自动工程、信息处理等多个领域。AI 在医疗领域的应用带来了诊疗模式、数据处理、健康管理等诸多方面的变革，推动着现代医疗走向智慧、精准、高效之路。当前，AI 在医疗领域的应用已经非常广泛，从应用场景来看主要分成了虚拟助理、医学影像、药物挖掘、生物技术、健康管理、可穿戴设备、风险管理等多个领域，从涉及的临床疾病和科室又可以分肿瘤、心血管、病理、放射、眼科、皮肤等多个门类。在心血管领域，AI 主要集中在心电图、CT、MRI、眼底等影像的识别和处理及风险评估等方面。目前较为成熟的应用，主要集中在对医学图像的分析、处理、整合及评估。随着医学图像检测、分割和分类算法的不断开发，极大地拓展了心脏影像学的临床应用范围。AI 的自动图像分析技术可应用于优化疾病诊断方式、辅助制定治疗策略、个性化评估预后等方面。

一、AI 概述

AI 是计算机科学的一个分支，目标是使计算机系统能够自动完成那些需要依赖人类智慧才能够完成的工作。AI 是一个大的范畴，20 世纪 90 年

---

* "健康中国 50 人论坛"成员，科亚医疗集团创始人及技术带头人

** 解放军医学院老年医学博士，解放军老年医学专业委员会青年委员、中国研究型医院学会心血管介入专业委员会科研学组委员

代至今，以概率统计的建模、学习和计算为主。在此阶段，AI 分化成了六大领域：计算机视觉、自然语言理解、认知科学、机器人学、博弈伦理、机器学习（machine learning，ML）。近几年，ML 的分支——人工神经网络（artificial neural networks，ANN）与深度学习（deep learning，DL）得到广泛关注。

随着医学影像技术的日益成熟以及各种医学成像设备在医院中的广泛使用，医学图像分析步入大数据时代，如何从海量医学图像数据中挖掘出有用信息，从而为临床诊疗和科学研究提供更充分的依据，已经成为学术界和工业界的研究热点。机器学习方法被广泛用于医学图像分析，通过在训练数据集上训练模型来完成新数据上的特定任务，比如分类、识别和分割等。传统的 ML 算法需要利用先验知识从原始数据中人工提取特征，从而训练模型。由于特征选取难度较大，模型可能存在过拟合问题，泛化能力难以保证，并且传统模型难以适应大规模数据集，模型可扩展性差。DL 是 AI 研究中的一个新领域，着重于建立和模拟人脑对大量数据进行分析和学习。作为一种数据驱动型模型，DL 能够模拟人脑自动地挖掘大量数据中各个层次的抽象特征，从而更好地反映数据的本质特征。近年来 DL 在视觉处理、语音处理、自然语言处理、信息检索等大数据应用领域都取得了相应成功，引发了在更多领域利用该技术进行数据挖掘和分析的热潮，在生物医学领域也引起了很高的重视。

同时，AI 的发展离不开数据训练。高质量的数据集对 AI 算法至关重要。数据集的范围和质量决定了算法的准确性、通用性和鲁棒性。不断更新的且可用的公共数据集可以帮助 AI 算法开发和性能提升。例如肺部图像数据联盟（lung imagine database consortium，LIDC）是可供 AI 学习的公共数据集，它有利于算法的开发。类似的公共数据集还包括 ImageNet 和 GitHub 等。当然，公共数据集必须能够保护患者的隐私。在开发 DL 算法时，必须确保数据库的大小和患者的覆盖率，这对算法的通用性至关重要。同时，需要专业医生对大量影像数据进行正确标注。在心脏病方面，科研工作者正在努力从电子健康记录中创建大型数据库，如心律失常数据库和心脏病发作预测数据库。这些数据库包含上百个参数，可供 AI 进行学习和训练。目前已有搜索引擎可以检索多个有组织的数据库和既往的竞赛用数据集，有利于 AI 算法开发者挖掘可用的数据源。

二、AI 在心血管 CT 中的应用

CT 是目前临床上常用的检查手段之一。CT 检查的特点主要包括密度分辨率高，可以显示普通 X 线无法显示的器官和病变；检查方便、迅速而安全；可以获得各种组织的灰度图像，并进行定量分析；可行增强检查，进一步加强特定组织的显示，有利于诊断。目前能够覆盖心脏的 CT 扫描主要包括胸部平扫及血管增强扫描。胸部平扫可以明确心脏位置、大小、纵隔血管大体结构等。血管增强扫描则能清晰地显示主动脉、冠脉等血管的走行、结构，为肺血管病、主动脉疾病、冠脉疾病的有效检查手段。

AI 在心血管 CT 中的应用主要包括如下方面：

（一）自动计算钙化积分

钙化积分（coronary artery calcium score，CAC score）是心血管事件和死亡的独立预测因子。以往计算冠脉 CTA 图像中的钙化积分，多采用手工选取图像中钙化斑的方式，耗时长，受图像质量影响大。通过 DL 的方法，可自动完成此工作，节省时间的同时提高准确度。DL 算法通过心电门控技术触发的心脏扫描图像，可以自动计算冠脉的钙化积分，并与人工计算无明显差异。Wolterink 等采用神经网络实现了对血管增强的冠脉 CTA 图像中钙化病变的自动计算。传统钙化积分通过心电门控触发的冠脉 CTA 计算，新近的研究已经可以通过传统的低剂量胸部 CT 来自动计算钙化积分。该研究采用两个连续的卷积神经网络，第一个神经网络根据解剖位置识别和标记潜在的钙化，第二个神经网络在被检测的候选图像中识别真实钙化。该研究纳入了 1744 例胸部 CT 进行网络训练和性能评估，其敏感度达到 91%。

（二） 自动心外膜和血管周围脂肪组织分析

心外膜脂肪组织（epicardial adipose tissue，EAT）是心包中直接围绕冠状动脉的代谢活性脂肪。已有多项研究证实 EAT 与包括冠心病在内的动脉粥样硬化性心血管疾病（ASCVD）的风险相关。EAT 厚度也与房颤及缺血性脑卒中相关。Commandeur 等提出一种新的全自动 DL 框架，可以通过非增强的冠状动脉 CT 扫描，对 EAT 和胸部脂肪组织（TAT）进行自动量化。该框架首先采用多任务卷积神经网络（ConvNet）确定心脏边界，并对心脏和脂肪组织进行分割。第二个 ConvNet 与统计形状模型（SSM）共同检测心包。然后从两个 ConvNets 的输出中得到 EAT 和 TAT 结果。该研究通过 250 个无症状个体的 CT 数据集进行验证，其自动量化和专家手工量化结果具有较强的一致性，相关系数分别为 0.924 和 0.945。且其运算速度较快，在 PC 机上 26 秒即可完成单个数据的分析计算。该方法可作为脂肪组织快速全自动量化的工具，并可改善常规 CT 扫描患者的心血管风险分层。

此外，冠状动脉炎症可引起血管周围脂肪组织（perivascular adipose tissue，PVAT）脂质平衡的动态变化，可通过冠脉 CTA 上的血管周围脂肪衰减指数检测。Oikonomou 等人发现通过冠脉 CTA 对 PVAT 的放射转录分析可以揭示冠状动脉的炎症和结构重构。他们对 1575 名患者进行了测试，分析结果提示该方法能够改进传统危险因素分层（$P < 0.001$）。

（三） 冠状动脉解剖结构的自动分析

冠状动脉 CTA 是无创评价冠脉解剖结构的重要方法，具有很高的阴性预测价值。动脉粥样硬化斑块类型不同，导致狭窄的程度不同，对冠心病患者的治疗方法也不同。冠脉 CTA 不仅可评估狭窄程度，还可以对高危斑块特性进行分析，如低密度斑块、管腔正性重构、点状钙化、餐巾环征等。目前，DL 可以自动识别上述冠脉解剖结构。该研究回顾性收集 163 例患者的冠脉 CTA 图像，提取冠脉中心线并获取冠脉的多曲面重建（multi-planar reformatted，MPR）图像，并将冠脉按照有无斑块、斑块类型（无斑块、无钙化、混合、钙化）、有无冠脉狭窄（无狭窄、狭窄 < 50%，狭

窄 >50%）进行分类。该研究采用多任务递归卷积神经网络对冠脉 MPR 图像进行自动分析。结果表明，对于冠脉斑块特征的检测，该方法的准确率为77%；对于解剖狭窄的检测，其准确率为80%。该研究提示自动检测和分析冠脉斑块和狭窄是可行的。

DL 方法也可用于血管中心线提取、冠脉血管树分割提取，以及血管分段等，从而可以提供血管相关定量参数。目前已有相对较成熟的 AI 产品，可以从冠脉 CTA 图像中自动提取冠脉，并作出分段标识，明确冠脉优势、走行，进行狭窄和斑块的定量分析，检测心肌桥和支架等，并最终生成结构化报告，极大节省了临床放射科医师的工作量（图5）。

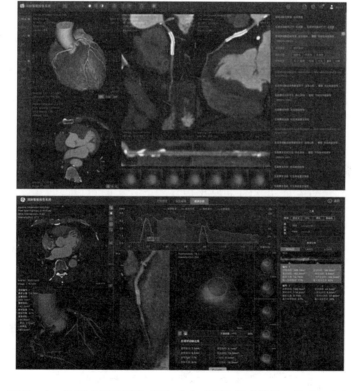

图5　人工智能产品从冠脉 CTA 中自动提取冠脉结构，并进行分段标识和各类病变（狭窄、斑块、心肌桥、支架等）分析

（图片由深圳科亚医疗科技有限公司提供）

（四）冠脉血流动力学及功能学评估

尽管先前的多中心研究表明，冠脉 CTA 对阻塞性冠状动脉狭窄的识别具有良好的诊断效能，但其与心肌缺血的相关性并不可靠，大部分冠脉 CTA 检测到的高度狭窄与心肌缺血并不一致。有创检查获得的冠脉血流储备分数（fractional flow reserve，FFR）目前被认为是检测心肌缺血的金标准，经多项临床研究证实使用 FFR 指导的冠脉血运重建策略能够改善患者预后。目前 FFR 检查已被多个指南推荐。近年来，这种基于冠脉 CTA 技术发展的血流储备分数评估技术已成为冠脉病变无创功能学评价的一种有效方法。基于计算流体力学（CFD）的无创 FFR 计算技术是以在静息心率状态下采集的冠脉 CTA 数据为基础，采用 CFD 的方法模拟冠状动脉内血流与压力。其分析过程包括图像分割和冠状动脉树提取，模拟微循环阻力以及通过求解 Navier–Stokes 方程，来获取冠状动脉树内的血流压力，从而可计算出冠脉树上各个位置 FFR 值（CT–FFR）。该技术不需要额外应用腺苷等药物，也无须使用 FFR 导丝进行有创介入操作，可以在不增加射线剂量的前提下提供无创"一站式"的解剖和功能评价。通过 DISCOVER–FLOW、DeFACTO、NXT 等研究证实了 CT–FFR 诊断心肌缺血的价值。多项大规模临床研究证实，CT–FFR 指导的治疗策略可以改善患者预后。但 CFD 模拟方法计算量巨大，计算时间较长，适应性有限。国内目前上市一款基于 AI 算法的 CT–FFR 评估系统"深脉分数®"，该系统针对真实的血管树结构，利用深度递归神经网络对 FFR 进行预测，其优点是递归神经网络中的记忆细胞可以通过递归的过程反映多个血管分支及血流上下游信息来更精确的预测整个血管树的 FFR 值，因此更符合心血管的真实结构。此外，该模型可以实现端对端地训练整个系统，因此能够更精确的建模并且实现全局优化。该 DL 模型能够精确快速的预测整条血管路径上的各点的 FFR，极大提高计算效率。保证计算精度的同时大幅缩短了计算时间（图6）。

DeCecco 等采用 AI 计算 CT–FFR，并结合斑块特征分析心肌缺血，主

要包括病变长度、非钙化斑块体积、重构指数、餐巾环征等。与有创 FFR
对比，结果显示单独 CT‐FFR 诊断心肌缺血的曲线下面积（AUC）为
0.89，CT‐FFR 结合斑块特征后，AUC 可提高至 0.93。与单独的冠脉
CTA 狭窄分级相比，通过冠脉 CTA 计算的 CT‐FFR 增加了心肌缺血的诊
断效能，结合斑块特征标记可进一步增加对心肌缺血的诊断能力。

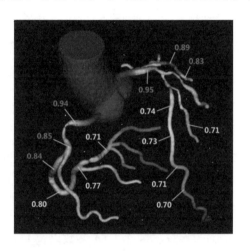

图 6　人工智能产品"深脉分数®"基于冠脉 CTA 计算无创血流储备分数

（图片由深圳科亚医疗科技有限公司提供）

　　由于冠状动脉梗阻可导致左室心肌缺血，对于中度至重度冠状动脉狭
窄的患者，除了直接对冠状动脉本身进行分析外，还可以通过心肌分析，
确定冠脉的功能学意义。Zreik 等分析了 166 例冠脉 CTA 患者的左心室心
肌。他们首先采用多层卷积神经网络分割左心室，使用卷积自动编码器标
记被分割的左室心肌；随后编码 DL 算法，自动识别明显的功能性冠状动
脉狭窄。结果显示，与有创 FFR 相比，左心室心肌分段相关系数和 AUC
分别为 0.91 和 0.74。单次冠脉 CTA 扫描可自动分析左心室心肌，发现明
显的功能性狭窄，增强无创 CTA 的诊断效能，减少有创 FFR 的使用。Van
Hamersvelt 等同样采用 DL 的算法对左室心肌的形状、纹理、对比度增强等
信息进行提取和标记，与有创 FFR 相比，该方法的 AUC 为 0.76，灵敏度
和特异度分别为 84.6% 和 48.4%。

（五）心肌梗死的诊断

无创心脏影像中对心肌梗死的诊断主要通过心脏核磁完成。Mannil 等通过非增强心脏 CT 验证纹理分析和机器学习对心肌梗死的诊断效能。该研究纳入 27 例急性心肌梗死患者，30 例慢性心肌梗死患者，以及 30 名正常人对照。使用 DL 算法对 CT 图像进行分析，其结果显示 DL 算法对心梗识别的 AUC 为 0.78，超越人工识别性能。该研究提示 DL 可以通过非增强低辐射剂量 CT 图像识别放射科医生无法识别的心肌梗死。

（六）评估预后

有研究提示，通过 ML 建立的模型，可以预测不良心血管事件。传统评估患者预后风险的方法主要是基于有限的非侵入的临床特征和影像学结果，而 ML 可以考虑更多和更复杂的变量。Motwani 等研究了机器学习通过冠脉 CTA 预测患者 5 年全因死亡率的可行性和准确性，并将其性能与现有的临床或 CTA 指标进行比较。该研究纳入 10030 名疑似冠心病患者，经过 5 年随访，评估 25 个临床参数、44 个 CTA 参数以及 Framingham 评分。ML 通过信息增益排序自动选择特征，使用增强的集成算法建立模型，以及 10 倍的分层交叉验证。最终 ML 的 AUC 为 0.79，优于 Framingham 评分以及单独冠脉 CTA。该研究提示 ML 结合临床和 CTA 数据预测 5 年全因死亡的效果显著优于现有的临床或 CTA 指标。Johnson 等使用 ML 建立一个血管特征模型，以区分死亡或心血管事件的发生，并与常规评分进行比较。研究纳入 6892 例患者，对于全因死亡，ML 优于 CAD – RADS 评分的预测价值（AUC 0.77 vs 0.72，$P < 0.001$）；对于冠心病死亡，ML 优于 CAD – RADS 评分的预测价值（AUC 0.85 vs 0.79，$P < 0.001$）。Van Assen 等评估了自动斑块表征预测不良心血管事件的价值，与传统危险因素预测相比，该方法显著提高了预测能力。综上，与现有参数相比，ML 可以更好地挖掘 CTA 中的预后信息，提供更好的预后评价。

（七）控制和改善图像质量

生成式对抗网络（generative adversarial networks，GAN）使用基于 DL

的算法，已经证明能够解决图像处理中的生成和转换问题，包括图像去噪和图像去模糊。近年来，GAN 算法已应用于医学图像。Wolterink 等人在低剂量 CT 和非增强心脏 CT 中使用 GAN 降低图像噪声。经 GAN 训练后，低剂量 CT 的噪声降低，图像质量与常规剂量 CT 相似。但目前这些方法仅限于研究领域，可能在将来实现临床应用。

三、AI 应用的局限性及展望

现有的 AI 技术也有一些局限性。一是很强的数据量依赖，就是一个精确的 AI 模型需要大量的数据才能建立起来。这个特点带来的问题就是少见病或数据存量少的病症的模型难以建立。再有就是现有的 AI 技术难以实现人的推理与逻辑。虽然很多 AI 模型的准确性能超过人类专家，但是本质上这些模型是对现有知识的记忆，即模型背下来人的判断结果并具有了一定的泛化问题的能力，但仍然缺乏人对问题本质的思考。所以现在的 AI 对医疗上很多非典型问题难以处理，对从未见过的病症往往束手无策。最后，AI 自学习及进化的特性，使其难以提供易于人们理解的结论依据，即 AI 得出结论的过程类似于"黑匣子"，无法对过程做出解释。

目前，医疗数据正在逐步规范化、数字化、系统化。随着网络传输技术及信息处理技术的发展，AI 将更容易获得海量的学习数据，促进自身算法进一步提高。硬件设备的发展也必将使 AI 技术向更高算力、更短时间、更大规模发展。但人们也必须认识到，医疗数据的特殊性，使其在供给 AI 学习的过程中受到诸多限制。在更高效挖掘医疗数据信息的同时，研究者也需保护患者数据的私密性和安全性。展望未来，AI 技术将在心血管领域有如下发展：①AI 可以从心血管影像中提取人眼难以识别的特征并不断学习，在图像层面提高心血管疾病的诊断效能，节约医疗资源并减轻临床工作负担。②AI 可以通过图像算法模拟非解剖学信息，目前已经可以通过算法模拟 FFR 数值，将来可能模拟血流剪切力、血管应力、微循环阻力指数等多项血流动力学或功能学参数。通过 AI 技术，可以模拟支架植入、瓣膜置换后的血流动力学变化，从而选取最佳的治疗方法和器械。③未来 AI 可以整合多模态数据。首先包括多种影像学数据，可将平片、CT、造影、OCT、IVUS 等不同的影像进行整合，提供多维度的影像学信息。其次 AI 不仅整合影像数据，还可纳入症状、化验、检查、治疗等多维度结果进行综合分析，对患者进行更精准的诊断及评估。

AI 将逐步渗透至病历、影像、病理、生化、免疫、分子诊断等多个医疗领域，服务于疾病的早筛、诊断、治疗、评估等多个临床应用场景。

食物营养与健康

韩　飞* 　徐　鸣**

在国家经济快速发展、国民预期寿命增加，但国民营养相关慢性疾病快速上升，食物营养需求和消费快速升级的背景下，在《中国食物与营养发展纲要（2014—2020 年)》《国民营养计划（2017—2030 年)》《"健康中国 2030"规划纲要》和《国务院关于实施健康中国行动的意见》等国家密集政策环境下，膳食营养研究和实践迎来了春天。

2019 年 6 月 24 日，国务院发布的"关于实施健康中国行动的意见"中明确提出："每个人都是自己健康的第一责任人。"国民健康从以治病为中心向以健康为中心转变，从注重"治已病"向注重"治未病"转变。

自我健康管理，合理膳食是基础，也是个人和家庭为单位实现自我健康的抓手。然而，在现实生活中，重治疗、轻预防，重医药、轻营养的现象还普遍存在，因营养不当引起的健康问题比比皆是。世界卫生组织（WHO）对影响人类健康因素的评估结果表明，膳食营养因素（13%）对健康的作用仅次于遗传因素（15%），而大于医疗因素（8%）。因此，膳食主动干预和营养科学调控已经成为提高国民健康水平、保障改善民生最迫切需要加强的环节。

一、食物营养研究的成果还不能很好地为我国膳食指南服务

粮、油是膳食中的主要组成部分，粮油营养研究的重要目标和意义之

---

　* "健康中国 50 人论坛"特约研究员，国家粮食和物资储备局科学研究院研究员
　** "健康中国 50 人论坛"成员，国家粮食和物资储备局原副局长

一就是服务于膳食指南的科学制订。

膳食指南是根据营养学原则，以良好科学证据为基础，结合国情和居民营养状况，为促进平衡膳食和人类健康，所提出的食物选择和身体活动的健康指南。膳食指南不仅是从科学研究到生活实践的科学共识，也是国家健康教育和公共政策的基础性文件，是国家实现促进食物消费及促进全人类健康目标的一个重要组成部分。一个国家的膳食指南，其制订的基础主要是依据临床和流行病学研究，特别是膳食模式、食物营养成分、食物种类与膳食相关疾病危险性之间的关系研究。膳食指南一方面是用于引导居民合理消费食物，保护健康；另一方面，这些原则可以成为政府发展食物生产及规划、满足居民合理的食物消费的战略目标。

我国居民膳食指南经过 1989 年、1997 年、2007 年和 2016 年分别发布的第一版、第二版、第三版和第四版的发展，制订的目的逐步完善和丰富，主要目的包括：①引导消费、种植和生产。②满足人体充足营养素需求，保障营养平衡，提高生活质量和身体素质。③预防缺乏和过量，保持平衡以预防多种慢性疾病发生。

我国居民膳食指南经过几次的修订，内容更加科学、精确和丰富，但基本内容一直在传承，其中有关粮油的膳食建议包括谷类为主，粗细搭配；多吃薯类、豆类；减少烹调用油等。

任何一个国家膳食指南的制订和修订都是基于本国的国情，实事求是分析问题，在广泛的科学证据评估基础上实施的。对于我国膳食指南中针对粮油的膳食建议，其科学证据是否完备呢？答案是远远不够。在世界范围内粮油营养与健康关系的科学证据也远远不够。在世界范围内，人的营养落后于动物营养，食品营养落后于饲料营养，这与研究手段的局限性有关，但同时也与人们在这方面思想意识的后进性有关。我国在这方面也是如此，且粮油营养研究还落后于蔬菜、水果、肉类及奶类等的研究。

2013 年 WHO 和 FAO 联合召开多次会议，发布了膳食指南制订应该遵循的基本原则，其中以食物为基础的膳食指南是强调的主要原则。因为人类每日的膳食由食物组成，而食物不仅仅是营养素的集合，WHO/FAO 专家组认为以食物为基础的膳食指南更具有指导意义，原因如下：

①营养素和食物之间均存在着复杂的相互作用，探讨单一营养素或者食物与人体健康的关系具有局限性，以整体膳食为目标的膳食指南对促进健康更有效果。

②食物的加工方法、准备和烹饪的过程均影响食物的营养价值。

③已有大量研究证据（动物、临床和流行病学）证明特定的膳食模式与疾病的风险降低有关。然而科学研究尚未能够识别食物中所含有的全部营养素。膳食对人类发挥保护作用的原因可能是单一营养，也可能是营养素的组合，更可能是非营养素物质的作用。科学证据尚未确定一些非营养素成分的潜在健康效应，如植物化学物（黄酮类、多酚类和植物雌激素等）对健康的效应。如果仅关注单一营养素的作用，可能会忽视食物中这些非营养素化合物摄入的好处。

④一些食物成分可能的生物功能在科学上尚未确定等。

在以食物为基础制订膳食指南的指导原则下，综合考虑和研究小麦、稻谷、各种杂粮、杂豆、薯类作为整体食物（全谷物）与健康的关系，以及通过加工后各组成成分与健康间的相互关系的证据；上述粮食在加工、准备、烹饪过程中营养素的变化规律；这些粮食（食物）中植物化学元素对健康的作用；不同营养素之间的互作以及与非营养素物质的互作；这些粮食（食品）在不同人群中适宜的摄入比例和数量等等问题都没有充分地研究。我们只有在不断的研究和积累中才能不断获得证据回答上述问题。

二、食物营养研究需为整体营养学的发展服务

在全球，传统的食品营养学分为两大阵营：医学院公共卫生系的营养与食品卫生学学科及农业院校的食品营养学学科。前者主要研究的是营养素的缺乏、过剩与健康、疾病、疾病风险因子以及寿命之间的关系，后者

则主要研究食物的营养功能与食品加工过程中营养素的变化。其结果是医学院的营养学学科不介入前段，即食物在生产加工过程中营养素的变化；而农业院校的营养学学科不介入后段，即营养素在人体的代谢及其对人体健康、生长发育和疾病的影响。直到 2005 年国际营养科学联盟（IUNS）与世界健康政策论坛在德国吉森举行会议并发表《吉森宣言》后，人们认识到食品与营养是不可分割的。2005 年以后，世界各国均在合并传统的营养系和食品科学系，例如营养与食品科学系、食品科学与人类营养系等。

因此，将人的营养与食品科学联系起来、综合系统地加以研究还不到10 年的时间，而动物营养与饲料科学这门学科的研究已经至少 50 多年的历史了。而且在研究食品与人的营养及健康的相互关系时还会受到很多因素的制约，如伦理学、实验方法的科学性、统计学方面的有效性、研究经费等等，因此这门学科的发展比起其他学科要缓慢得多。

在研究方面，由于我国目前膳食指南缺乏自己的数据，绝大多数的营养素只能参照 WHO、美国和日本等国家及组织的相关数据，再按身高体重折算而来。在粮食营养学方面，我们一方面对我国自己优势品种的主粮、杂粮杂豆、薯类、植物油等粮油的营养成分和与健康相关的植物化学元素没有系统全面的一手数据，对这些粮食在生产加工及烹饪过程中营养素和植物化学元素的变化更缺乏系统的研究。另一方面，谷物和油脂膳食模式和疾病谱的关系以及合理膳食模式等的研究在我国并未开展过系统研究，这些工作在我国尚属起步阶段。

因此开展上述的食物营养研究工作必将为整个营养学的理论和实践带来有益的补充。

三、食物营养研究成果需为食品加工特别是粮食加工业服务

精准营养是当前食品营养和健康领域的趋势和热点之一。食品的精准营养基于细分人群的营养需求特点，精准匹配适宜的营养素以满足人群的营养需求。天然食品是最好的营养素载体，但是没有哪一种天然食品能满

足人体的所有营养需求，因此食品加工业的终极目标就是生产出营养均衡又美味的食品。由于不同的细分人群（如按年龄划分的婴幼儿、青少年、成年人、老年人等；按特殊生理阶段划分的孕妇、乳母等；按健康状态划分的亚健康人群、健康人群；按职业划分的军人、矿工等）生理状态、所处环境、自身营养状况等不同，其营养需求必然不同，按照精准营养的要求，需要有针对的食品供应，但是目前的食品市场产品大多是广适性的，针对细分人群的专用食品非常少，急需开发相关产品，以满足人们对于食品消费升级的需求，这类产品的市场前景非常广阔。

当前，食品尤其是粮食加工业普遍认识是需要适度加工，原因主要是一方面目前的大部分精细加工方式使得粮食表皮、胚芽和糊粉层中大量的膳食纤维、维生素、矿物质和植物化学元素等对身体健康有利的物质被去除；另一方面是过度加工会耗费能源。但是适度加工的指导原则是营养学的科研成果，当前国内的大部分人都认为全谷物，如全麦粉，可以预防营养相关慢性疾病（包括 2 型糖尿病、心脑血管疾病，或某些癌症，如结直肠癌），但是相关证据并不充分。如针对预防糖尿病大量的流行病学研究发现，全麦粉制作的食品与精制面粉制作的食品相比，并不能看到预防的效果，仅有一个实验观察到了全麦粉与精制面粉相比降低了血糖浓度，但是该实验是将小麦粒碾压成四瓣而没有加工成面粉所做的实验，说明加工的颗粒度等物理形态对健康的影响不容忽视，而目前的小麦加工的磨粉细度，即使是全麦粉也不能起到预防糖尿病的作用；但是对于麸皮的流行病学研究绝大多数支持其对于预防营养相关慢性疾病的作用。而且全谷物对于心脑血管和疾病的预防作用大部分的结果是基于细胞实验或动物实验，而人群实验的结果不完全一致，需要更多的实验结果验证。且粮食的适度加工还涉及产品的货架期问题、产品的品相问题、产品的安全性问题等等。同时，粮食在精制加工中去掉的麸皮、胚芽和糊粉层中不仅含有膳食纤维、维生素、矿物质、有益于健康的某些植物化学元素，同时也含有真菌毒素、重金属这类有害物质，如何通过加工手段最大程度地同时获得安全和保留有益健康的物质还需很多的研究工作；植酸是影响矿物质吸收的极大因素，植酸的有效降解对于目前我国相当人群的矿物质缺乏具有极其重要的意义，如何通过发酵等生物物理和化学手段有效降解植酸也是食品加工需要解决的重大问题。

以上提到的种种有关加工的问题都需要强大的营养学研究作为支撑。同时，上述研究所积累的成果也会对粮油相关的其他领域提出问题和要求，如农业、种植、饲料生产等。

四、粮食营养研究需为卫生部门服务——预防多种与膳食相关慢性疾病的发生

近十年的营养监测表明，我国食品供应充足，城乡居民的营养状况有明显改善。但是，营养不良问题仍然存在，表现为营养缺乏和营养失衡同时存在。据《中国居民营养与慢性病状况报告》（2015年）显示，2012年中国18岁及以上居民低体重营养不良率为位6.0%，6~17岁儿童青少年的生长迟缓率为3.2%，消瘦率为9.0%；2013年中国6岁以下儿童的生长迟缓率为8.1%，城市为4.2%，农村为11.3%，其中贫困农村为19.0%；2013年中国6岁以下儿童贫血患病率为11.6%，城市为10.6%，农村为12.43%，其中贫困农村为16.6%。中国最常见的微量营养素不良是铁、钙和维生素A缺乏。同时，与膳食营养失衡相关的肥胖、高血压、心脏病、糖尿病、肿瘤等慢性疾病的发生率明显上升。2012年中国18岁及以上居民超重率为30.1%，肥胖率为11.9%，高血压患病率为25.2%，糖尿病患病率为9.7%。2018年中国死因报告显示，慢性病是我国的主要死因，占全死因的88%。慢性病不仅对健康和生命有重大威胁，还造成了国民经济发展的重大负担。以糖尿病为例，国内统计数据显示，2014年我国糖尿病医疗消耗为803.30亿元。IDF发布的《糖尿病概览》显示，2015年中国糖尿病的总支出在551亿~884亿美元之间。

目前我国处于从食物短缺和营养不足向满足温饱、迈向小康过渡阶

段，并出现双重负担趋势。营养的双重负担比单纯的短缺不足或过量更难以解决，这就要求社会的膳食结构方面需均衡合理，要求个体的生活方式和饮食行为适应食物的剧烈变迁。

各种食物所含的营养成分不完全相同，每种食物都至少可提供一种营养物质，任何一种天然食物都不能提供人体所需的全部营养。保持食物多样性，广泛摄入各类食物，包括谷类、动物性食品、蔬菜、水果、豆类制品、乳类制品和油脂等，按照合理比例搭配，才能确保身体所需营养的均衡摄入，达到合理营养、促进健康的目的。

但是随着城镇化、工业化进程的加快，我国居民的膳食模式发生了巨大变化，食品种类日趋丰富，动物性食品和植物油的摄入大幅增加，主食所占比例逐步下降。当前的膳食模式与膳食相关慢性病患病率增长之间的关系，以及如何针对不同的细分人群给出精准的膳食指导还需要大量的研究工作。

如当前的主食结构单一化和精细化问题非常严重。我国城乡居民大米和白面的摄入占主食摄入的比例超过 80%，有些地区或人群甚至超过 95%，且精细化加工非常严重。稻米和小麦的皮层、糊粉层和胚芽富含维生素 B_1、维生素 B_2 和矿物质等营养物质，却被精细化加工作为副产物或废物去除掉了。我国居民普遍存在的维生素 B_1、维生素 B_2 的缺乏问题与此不无关联。而我国的粮食精加工又想尽办法添加营养素来实现营养强化，这不仅增加了各种能耗、人力和财力负担，且不能完全恢复到谷物本身最初具有的营养状态。近年来，由于营养相关慢性疾病的高发，人们的营养健康意识不断增强，逐渐走出过度追求"亮、白、精"消费误区，越来越多的消费者逐渐开始注重营养平衡与合理膳食，但在粮食消费模式与其营养健康性关联的领域，我国则是积累薄、研究少，难以对广大居民的粮食膳食消费模式产生有效科学的指导。

其他有关膳食中蛋白质评价研究、动物蛋白与植物蛋白的比例与互补研究、油脂中各种脂肪酸的比例和搭配研究，以及不同食物膳食纤维、多糖等与人体肠道微生物的关系研究等等，这些食物营养与健康关系系统研究与实践必然会对预防与膳食相关慢性疾病的发生产生深远的影响。

五、粮食营养研究需为提高全民生活质量和身体素质，促进社会和谐服务

营养是人类生命的源泉和物质基础，决定着国民健康状况、智力发展与素质的提高，也制约着国家的经济、社会发展与民族振兴。国民营养状况是衡量国家综合国力与发展水平的一个主要标志。我国宪法规定"国家尊重和保障人权"。《世界营养宣言》提出"获得营养充足、安全的食物是每个人的权利"。

我国已制订了实现小康社会的奋斗目标，小康的标准不仅要有较高的物质生活，还应该有较高的健康水平，没有健康就谈不上真正的小康，没有良好的营养也就达不到健康。目前，就经济状况而言，我国居民的生活已达到初级小康水平，正向全面小康社会的目标迈进。目前我国居民面临的与膳食相关慢性疾病快速上升的严峻局面与我国现有经济发展水平不相符合，国民健康营养状况的发展已远远落后于经济发展水平。

因此食物营养的深入研究对于促进社会和谐，提高人民的健康营养状况，实现小康社会的奋斗目标具有重要意义。

食物营养研究的重要意义正逐步为社会各界所认可，但粮食营养与健康的关系研究方兴未艾，任重而道远。

第五部分

运动　心理健康

充分发挥体育在健康中国
建设中的重要作用

蒋效愚[*]

一、充分认识体育在推动健康中国建设中的独特价值和优势

（一）体育是实施"健康中国战略"中的基础性工作

健康是促进人的全面发展的必然要求，是经济社会发展的基础条件。推进健康中国建设，是全面建成小康社会、实现社会主义现代化的重要基础。"共建共享、全民健康"，是建设健康中国的战略主题，核心是以人民健康为中心。建设健康中国的根本目的是为了全民健康。

在这项事关人民群众个人和家庭幸福，事关国家富强、民族振兴的国家战略中，体育承担着基础性工作的重要职能。体育伴随着人类社会的发展，从谋生手段演化开始，一步步发展成为当今世界国家现代化的重要基础、国际竞争的重要平台、民族强盛的重要标志。没有全民健康，就没有全面小康。没有全民健身，就没有全民健康。随着社会发展进步，人民群众也日益认识到体育对人的全面发展、对个人和家庭幸福的不可替代的重要价值和意义。要实现全民健康，医疗卫生和体育是两条基本战线。医疗卫生和体育战线工作是健康中国建设中的基础性工作。忽视体育工作在健康中国建设中的重要地位与作用是片面的、短视的，也是得不偿失的。旧中国国家积贫、民族积弱，被人嘲笑为"东亚病夫"，这个惨痛的历史我

＊"健康中国50人论坛"成员，北京奥运城市发展促进会副会长

们应当永远铭记。今天，中国特色社会主义建设进入新时代，国家现代化事业迈向新征程，要实现全民健康的伟大目标，必须充分认识、高度重视体育在健康中国建设中的基础工作地位。

（二）体育是"提高全民身体素质"的关键环节

健康中国规划中明确提出"提高全民身体素质"的要求。全民体质健康是一个民族兴旺的标志，也是国家富强繁荣的不竭动力。体育是提高全民身体素质的最重要的关键环节。正如习近平总书记所强调："体育在提高人民身体素质和健康水平、促进人的全面发展，丰富人民精神文化生活、推动经济社会发展、激励全国各族人民弘扬追求卓越、突破自我的精神方面，都有着十分重要的作用。"中华人民共和国成立以来，党和政府十分重视体育工作在提高全民身体素质上的重要作用，建国初期，毛泽东主席就提出了"发展体育运动，增强人民体质"的伟大号召，至今仍是我们体育工作的根本指针。改革开放以来，国家又出台了一系列有关政策文件进行部署。2008年北京奥运会的成功举办，党中央、国务院及时将全民健身提升为国家战略，使我们对体育的认识有了新提升，群众的健身实践有了新自觉。人民群众不再只关注金牌的多少，而把更多的精力放在提高自身体质健康上，出现了前所未有的全民健身热潮。广大群众从竞技体育的"看客"（为争金夺银鼓掌加油），变为全民健身的"练家"（参与者），这种变化可以说是全社会、全民族对体育认识的一次新觉醒、新飞跃。健康中国建设要立足于全人群和全生命周期这"两全"上，提高"全民身体素质"也要立足于"两全"。体育是覆盖"两全"的长青树，是落实两个着力点的金抓手。体育的基本功能是提高人的身体素质，体育的核心价值是促进人的全面发展。一个要自立于世界民族之林，立志复兴崛起的民族，必然要重视、加强自己民族的体质健康；一个具有战略眼光、负责任的大国政府，必然要发展体育运动、提高全民的身体素质；一个具有远大目标，要实现四化、迈入世界强国行列的国家，必然要把全民健康放在优先发展战略地位，从而获得生生不竭的强国动力！

（三）体育是实现"全民健康"的重要途径和手段

实现国民健康长寿，是国家富强、民族振兴的重要标志，也是全国各族人民的共同愿望。《"健康中国 2030"规划纲要》明确指出："全民健康是建设健康中国的根本目的。"为了实现这个根本目的，《纲要》要求"把健康融入所有政策"，"卫生计生、体育等行业要主动适应人民健康需求，深化体制机制改革，优化要素配置和服务供给，补齐发展短板，推动健康产业转型升级，满足人民群众不断增长的健康需求"。

体育是提高人民健康水平的重要途径，是满足人民群众不断增长健康需求的重要手段。身体是人生一切奋斗成功的本钱，体育锻炼的直接效果就是提高人的身体素质。同时体育锻炼在培养人的意志品质、塑造健全人格、锤炼非智力因素、促进人的全面发展上也具有特殊功效。通过体育锻炼、体育运动来提高人民健康水平是目前所公认的最直接、最有效、最基本的途径和手段。实现全民健康的基本途径主要是两条：一条是"医"，通过医疗手段来延缓、治疗、消除疾病来保障健康；一条是"练"，通过体育手段增强人的身体素质、提高人的综合免疫力，来达到或实现健康。从世界众多国家的经验可以看到，体育是相对投入少、成本低、见效快、易普及的保障健康的途径和手段。在开创中国特色社会主义新时代征程上，我们要充分认识、高度重视体育在实现全民健康中的重要地位和作用。

二、充分发挥体育在健康中国建设上的重要作用

（一）从青少年抓起，充分发挥体育在青少年体质健康中的根基作用

青少年是祖国的未来，是中华民族的希望。青年一代的理想信念、精神状态、综合素质，是一个国家发展活力的重要体现，也是一个国家核心竞争力的重要因素。习近平强调，少年强、青年强则中国强。少年强、青年强是多方面的，既包括思想品德、学习成绩、创新能力、动手能力，也

包括身体健康、体魄强壮、体育精神。青少年的体质健康不仅关乎个人前途、家庭幸福，更关乎民族兴衰、国家强弱。著名教育家张伯苓在旧中国就痛呼："强国必先强种，强种必先强体。"今天面对我国青少年身体素质整体下滑，许多指标已经落后于日本、韩国的严峻局面。在党中央的领导下，全社会正在形成强国必先强教，强教必先强体，强体必须从青少年抓起的广泛共识。

从青少年抓起，必须充分发挥学校教育的主阵地作用。要坚持健康第一的教育理念，加强学校体育工作，推动青少年文化学习和体育锻炼协调发展，帮助学生在体育锻炼中享受乐趣、增强体质、健全人格、锻炼意志。要将提高青少年身体素养和养成健康生活方式作为学校体育教育的重要内容。

从青少年抓起，还需要家长、行业、社会各方面的参与和支持。让青少年除校内体育锻炼得到保障外，校外体育锻炼也有地方练，练得起，为青少年体育锻炼创造有利条件。让加强青少年体质健康不光是一句口号，而是全社会人人参与、人人尽力、家家享有的宏大社会体育工程。

（二）从治未病做起，充分发挥体育在"全人群、全周期"上的长效功能

中华人民共和国成立以来，我国卫生工作形成了预防为主、防重于治的工作方针和传统。今天，我们要坚定不移贯彻预防为主的方针，随着社会的发展进步，人民群众多层次多样化健康需求持续快速增长，健康越来越成为人民群众关心的重大民生福祉问题。回应百姓关切、解决人民群众重大民生福祉问题的一个重要举措就是坚持大健康理念，从注重"治已病"向注重"治未病"转变，实现从以治病为中心转向以健康为中心。体育在提高人的身体素质，促进人的身心健康，全面提升人的健康水平上占有不可替代的重要地位，发挥着不可替代的重要作用。同时，体育在提升人的心理健康素养，加强对抑郁症、焦虑症等疾病的非医疗健康干预方面，也具有特殊的积极作用。我们倡导我运动、我快乐、我健康；我们要

求青少年要掌握一两项体育运动技能;我们期望体育成为人们的生活方式等等,这些都是体育在全人群、全生命周期中发挥"运动促进健康"作用的发展现。倡导全民健身,把全民健身提升为国家战略,就是要让体育在"全人群、全周期"上发挥它的长效功能。习近平总书记在 2020 年教育文化卫生体育领域专家代表座谈会上说:"要推动健康关口前移,建立体育和卫生健康等部门协同、全社会共同参与的运动促进健康新模式,。"从注重"治已病"向注重"防未病"转变,从健康关口前移,到"建立运动促进健康新模式",这些都是体育大有可为的领域和阵地。新时代、新征程,新需求、新任务,为体育提供了在健康中国建设中大展宏图的新天地、新平台。体育战线的工作者要抓住时机乘势而上,把体育的长效功能发挥好、落实好。

(三)从"大健康"理念入手,充分发挥体育产业在健康中国建设中的积极作用

体育产业是绿色产业、朝阳产业。体育产业在满足人民群众多层次、多样化健身、健康需求上发挥着重要作用,在国民经济中占有重要地位。"十三五"期间体育产业年均增长速度达到两位百分数。体育产业增加值占国内生产总值比重,已从 0.8% 提高到 1.1% 以上,预计未来体育产业将成为我国国民经济支柱型产业。

健康事业和健康产业,是保障人民群众健康的两个"翅膀"。健康产业范围广、链条长、关联性大,涉及第一二三产业,涵盖医药、器械、养老、体育、旅游、休闲、保险等诸多领域。随着生活水平提高和大健康理念的普及增强,人民群众对健康产品、健康服务的需求持续增长,这为体育产业的发展提供了更大的发展空间和更多的内容选择。同样,在"大健康"理念引领下,全民健身和全民健康深度融合,促进体育与健康生活方式融合,这种融合发展、跨界成长,也给健康产业发展带来了新机遇、新思路。我们要从"大健康"理念入手,使各种体育资源"活"起来,让不同领域、不同界别的资源"动"起来,让全社会的资源都围绕着"全民健

康""转"起来。我们要充分发挥体育产业在健康中国建设中的积极作用，从供给侧和需求侧两端发力，统筹社会、行业和个人三个层面，形成强大合力，满足人民群众不断增长的健康需求，实现全民健康的宏伟目标。

在深入贯彻落实《"健康中国2030"规划纲要》的过程中，2019年8月国务院又发布了《体育强国建设纲要》，提出了"努力将体育建设成为中华民族伟大复兴的标志性事业"的宏伟目标。建设体育强国是实现中华民族伟大复兴中国梦的有机组成部分，是社会主义现代化强国的标志之一。《体育强国建设纲要》是对《"健康中国2030"规划纲要》的深化与发展。我们要全面推进体育强国建设，落实全民健身国家战略，助力健康中国建设，为实现健康中国宏伟目标做出更大贡献！

运动促进健康的机理、机制与机遇

易剑东[*]

世界卫生组织提示，影响健康的四大因素分别是：生物学基础（15%）、环境因素（17%）、医疗方法（8%）、生活方式（60%）。在生活方式中，运动又被认为是最积极主动和可塑性最强的内容之一，甚至有机构认为该因素在人的健康与寿命影响的总因素中，可以占到20%以上，也就是占生活方式的1/3以上。基于此，世界卫生组织对人们提出了16字建议，俗称健康的四大基石：合理饮食，适量运动，戒烟限酒，心理平衡。

可见，运动对于健康和寿命的影响极大，并且越来越成为各种健康影响因素中个体观念和习惯行为中最重要的调节因素。遗传、环境乃至营养和饮食等因素，要么不容易被个体改变，要么受到较多个体生活水平的制约，而运动是最为简便易行的个体可调节的生活方式内容，对个体健康的作用越来越不可替代。

中国人所称的运动，往往有体育或体育运动、体育活动等说法。在英语世界，运动也是一个多种称谓混杂的概念。有运动、锻炼、体育、健康、练习、游戏、娱乐、玩耍、比赛等多种概念，包括sport、physical education、physical culture、physical training、physical recreation、physical activity、exercise、game、play、entertainment、competition、match、event、discipline、movement等多种用词。

联合国以广义的视角来审视体育概念。所有对身体健康、心理健康以

---

[*]　"健康中国50人论坛"成员，温州大学体育与健康学院教授

及社会互动有贡献的体育活动形式都囊括于"体育运动"的概念之内，其中就包括竞技体育、娱乐消遣、休闲旅游、体育竞赛和民族传统体育。

以美国为代表的西方发达国家通常在讨论与健康有关的因素中使用"physical activity"一词，可以直译为身体活动，有时国内医学界或体育界也称为体力活动，本文所称身体活动等同于体力活动。

一、运动促进健康的机理：体力活动与健康促进

学术上的身体活动（Physical activity，PA）是指由骨骼肌收缩导致能量消耗（Energy expenditure，EE）的任何身体运动，现实中的身体活动一般可以分职业、交通、休闲和家务四大类。全球范围内的流行病学研究已经证实，有规律的身体活动对预防心血管疾病、乳腺癌、骨质疏松等慢性疾病的发生以及降低这些疾病的死亡率均有积极作用。身体活动不足还是癌症、心血管疾病、糖尿病等非传染性疾病的主要风险因素。由于世界范围内每年死于身体活动不足的人数大约320万人，世界卫生组织在2019年将身体活动不足认定为全球第四大死亡风险因素。

在世界卫生组织发布的《关于身体活动有益健康的全球建议》中，倡导18~64岁成年人每周进行至少150分钟中等强度的有氧运动，或每周累积进行至少75分钟高强度的有氧运动，或者中等和高强度两种活动相当量的组合。

然而，2016年的全球统计标明，超过25%的成年人没能达到世界卫生组织推荐的运动量，从而使得身体活动不足有关的疾病风险在世界范围内居高不下。世界卫生组织随后于2018年启动了"身体活动全球行动计划2018—2030"，希望到2025年将全球身体活动不足率减少10%，到2030年减少15%。从目前情势看，世界范围内的身体活动不足现象依然不容乐观。

当今的人类为何需要足够的身体活动才能葆有健康？无数历史学家和生化进化学家从人类演进历程的规律揭示中论证了这一点。

美国哈佛大学的人类进化生物学家丹尼尔·利伯曼在其《人体的故事：进化、健康与疾病》一书的前言中指出："人体在进化过程中并没有变得更健康，……进化不会让我们在富足和舒适的条件下在吃什么和怎么运动上做出理性选择。……我们需要搞明白如何顺应本心而又合乎理性地助推、促使，有时甚至是强迫自己去吃有益健康的食物，并更积极地锻炼身体。这也算是进化而来的生存之道吧。"

该书的译者蔡晓峰在"译后记"中则提及：南美亚马逊丛林里的提斯曼人"每天的体力活动时间达到 4～7 小时，高血压、高血糖、高血脂与他们无缘。"

而尤瓦尔·赫拉利在其《人类简史》中则鲜明地阐释了人类几十万年采集渔猎生活和一万年农耕生活之后的工业化时代的特征，人类没有快速适应不需要大量消耗卡路里的生活方式，因此"富贵病"和"文明病"不断发生。而这，是作为肉体凡胎的人类不得不在日常的必要劳动消耗体能过少的前提下，必须进行身体活动的进化论层面的原因。

当前，国内外医学界，特别是运动医学界的研究表明：身体活动与健康之间的关系并不简单，而是有着复杂的关系模型。

图 7 就是身体活动与健康间的关系模型。该模型可以看作是对身体活动、健康相关体质、健康等相互关系的一种综合效应模型。该模型综合考虑了遗传因素及生活方式因素，包含个体因素、社会心理因素等对身体活动、体质、健康的相互关系的效应。世界上众多的研究成果证实：规律的身体活动可影响人的体质，体质又会反作用于体力活动水平。众多理论研究和实验研究表明，随着体质的增强人们会变得更活跃，体质好的人可能源于他们更活跃的生活方式，充分说明了体质和健康之间具有双向互动关系。也就是说，体质影响健康，健康状况也影响身体活动能力和体质水平。同样，个体的体质水平不完全取决于身体活动水平，其他行为生活方式、生理的和社会环境条件、个人特质和遗传特点也会影响体质与健康基本模型的组成和决定他们之间的相互关系。

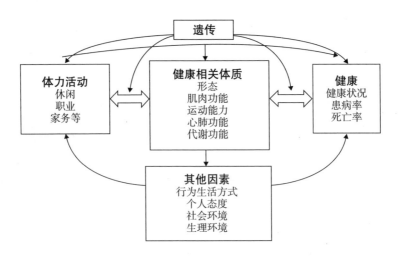

图7 体力活动、健康相关体质和健康之间的关系模型

　　此外，世界上还有大量研究成果证实，身体活动对降低癌症、骨质疏松、抑郁症、认知障碍等疾病的发病率均有积极作用。还有人估算，世界上8%左右的结肠癌、乳腺癌、冠心病、2型糖尿病等非传染性疾病的发生与身体活动不足有关。仅2008年一年全球5700万例死亡人口中，就有超过530万人的死亡是由身体活动不足导致的。近年来，关于身体活动不足对寿命的影响研究成果不断涌现，有研究表明：如果消除身体活动不足的情况，全世界人口的平均期望寿命将延长半岁左右。

　　此外，越来越多的研究成果在阐述运动对健康的好处，主要包括：提高心肺功能、增强体抗力和免疫力、增强肌肉力量、改善睡眠、加强关节灵活性、增强身体新陈代谢效率、促进皮肤血液循环、增加结缔组织的弹性、释放情绪、强健肌肉和骨骼的功能等，这些运动促进健康的机理也在逐步得到明晰。

　　在世界卫生组织的16字建议中，"适量运动"其实也具有特殊的作用，对其余12字也具有促动和优化作用。

　　规律运动后人们往往会注意合理饮食，否则影响运动的能力和效果。因为饮食不当或营养不良会影响运动的状态和能力，而饮食过量则会影响通过运动减重和防治疾病的目的和动机。这些基本而浅显的道理和效应使规律运动人口在合理膳食方面不断自律，逐渐形成习惯。2020 年 7 月，Keep 运动研究院针对运动爱好者进行运动健康相关问题的问卷调研，共计 1952 个样本（后文报告不再注明出处），其中下列两个问题反映了运动爱好者的合理膳食行为。

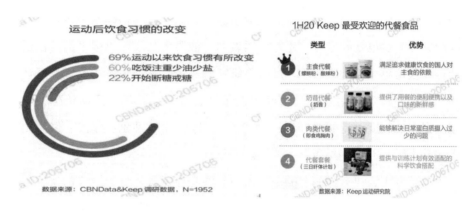

图 8 运动爱好者运动后饮食习惯的改变及最受欢迎的代餐食品

规律运动人口对烟酒也会有特殊的敏感，因为吸烟影响肺的功能，可能带来运动能力下降，比如长跑运动爱好者的吸烟行为直接影响运动能力，容易使其节制甚至彻底戒除吸烟行为。而饮酒对于运动中心率的直接影响，也会使运动爱好者在生命安全的保障意识下尽量减少饮酒行为。

规律运动对于心理平衡也具有特殊的作用。国内外众多实验研究证明：较长时间的运动能使大脑分泌多巴胺，产生内啡肽，让人的情绪处于一种兴奋状态，长跑被认为是消除抑郁症的重要手段。而运动以后分享自己的记录和感受也是社交方式之一，对心理平衡的作用不可小觑。

总之，身体活动对于人体健康的影响机理还在探索中，但既往的成果已经证明：身体活动的规律和持续参与是确保个体健康不可缺少也无法替代的重要因素。

二、运动促进健康的机制：国际行动与中国差距

多数西方发达国家在第二次世界大战以后，特别是 20 世纪 80 年代以

来就深切地认识到了缺乏身体活动带来的健康代价，特别是国家医疗负担过重带来的压力。而随着研究成果的逐渐披露，人们对身体活动的健康效益的认识也越来越深刻。

大量的流行病学资料证明：较高的日常身体活动水平及中等以上水平的体质能产生显著的健康效益。一般情况下，人们体力活动水平越高，获取的健康效益也就越显著。还有证据表明，健康人从事较大强度的身体活动可以获得更大的健康效益。目前，研究者们仍然在探讨不同类型的身体活动与某些特定健康效益的精确的剂量—效应关系，其中活动状况（类型、强度、频度、持续时间和运动量）、个体特征（性别、年龄、健康史和运动水平）及预期结果是人们关注的重点。

在不健康人口激增的严酷现实面前，在身体活动对健康效应的研究成果不断发表的情势下，欧美发达国家不断出台积极的健康促进和运动鼓励政策，力求解决健康问题和身体活动不足问题，其中最为典型的代表是美国。

美国从20世纪60年代起就设立身体活动、营养和健康为主题的总统顾问委员会，通过优化膳食营养、鼓励身体活动、推进科学锻炼等方式改进国民的身体健康状况。每十年颁布一次的《健康公民计划》《国家身体活动计划》及各类民间组织的大力推进，使得健康问题与身体活动不足的问题日益引起全社会的关注。美国运动医学会2007年提出的"exercise is medicine"（运动是良医）新理念更是成为世界范围内推进运动健康的指导思想。

美国联邦政府、州政府和地方政府分别拥有2.6亿英亩、4200万英亩和1000万英亩的土地可用于休闲活动，这些土地包括森林、湖泊、河流、海滩、山峰、沙漠、休闲活动线路、草原以及其他地带。50%是森林，9%是自然保护区，10%是钓鱼与游戏区，6%是公园。人们可进行徒步旅行、钓鱼、打猎、登山、帆船、独木舟、慢跑、游泳、冲浪、滑雪、野营、摩托车、滑翔以及其他多种多样的休闲和健身活动。

自 2008 年开始，美国运动医学会联系有关基金会对 50 个大都市区进行健身指数排名，迄今已完成 13 次年度报告，最新的 2020 年排名已经增加到 100 个大城市排名，通过个体健康、社区环境健康分别排名和两者相加总分排名。其关于社区环境健康的指标中，运动设施和行为的指标占据半数左右的比重，具体是：绿地/城市土地面积比例、每千人公园绿地面积、每百万人农贸市场数、使用公共交通上班人口比例、骑自行车或步行上班人口比例、每 1 万人拥有棒球场数、每 1 万人拥有遛狗公园数、每 1 万人拥有公园游乐场数、每 10 万人拥有高尔夫球场数、每 1 万人拥有公园数、每 2 万人拥有娱乐中心数、每 10 万人拥有游泳池数、每 1 万人拥有网球场数、平均公园相关支出、学校体育课开展情况。

美国《国家身体活动计划》（类似于我国的全民健身计划，表 10）考虑到运行机制问题，涵盖了公共卫生、宗教、公园与娱乐、大众传媒、教育、交通等多部门。目标是创造支持身体活动生活方式的国家文化，终极目标是改善健康、防止疾病和残疾，提高生活质量。

表 10　《全民健身计划》8 个领域的具体策略

领域	主要策略
工商业	提供体育锻炼的地方是工作场所的一部分
	雇主为所有员工提供体育锻炼项目
教育	为早教机构和从幼儿园到高中的学校提供体育锻炼项目以保证课前、课中和课后的锻炼机会
	学校应汇报针对提高体育教育质量所采用的有效措施
	学校和社区合作针对青少年和家庭扩大体育活动选择
卫生保健	医生建议病人将运动作为康复的手段并提供相关的监测和评估
	对缺乏和厌恶运动的人进行积极的预防和介入治疗
	健康专家要对其所负责的社会和学校提供更多的运动选择
媒体	无论是传统的电视、杂志，还是网络、手机短信等新兴传媒，都应加强宣传提高国民健康水平、

领域	主要策略
公共健身娱乐	在工作、学习、生活、娱乐、教堂等场所，为公众提供安全又经济的健身器械和场地
	专业、非专业、大学体育等联盟创办体育赛事，为公众提供参与机会和培养体育指导人才
	开放公众娱乐场所和公共空间为健身场所
公共健康	公共健康部门的全体员工要身体力行支持计划
	8大部门协同，合作提高公众的健身选择
交通城市规划	倡导民众采用步行、骑自行车作为交通方式之一
	雇主因倡导员工积极的出行方式获得财政支持
	学校应建在离学生家较近的地方使学生可以步行上学
志愿者组织	非营利组织的成员——志愿者和其他成员要出台政策倡导支持计划

美国《国家身体活动十年计划（2011）》提出：用体育来改变人们的行为方式，将体育融入社区管理、学校政策和工作条例等社会的每一个方面中，使体育在预防疾病、提高人们的生活质量方面发挥最大的效能。

《健康美国人》是美国卫生和公共服务部推出的健康国家战略目标，1980年首次发布《健康公民1990：健康促进与疾病预防的国家目标》战略报告，将身体活动纳入国家健康促进政策之中。1990年发布的《健康公民2000：国家健康促进与疾病预防目标》将身体活动作为战略优先发展领域的第一指标。《健康美国人2020》的主要内容有：延长寿命，在生命的各个阶段提高生活质量，促进健康发展，鼓励健康行为等。2020年9月10日，美国卫生和公共服务部发布了《健康美国人2030》，其口号是：Building a healthier future for all，即为所有人塑造一个更健康的未来。

其他国家和国际组织也在运动与健康的联动机制上做了大量工作。

欧盟1995年发布《里斯本宣言》，把体育的振兴与实施作为解决社会问题的重要举措，2011年发布《发展欧盟体育》，其中"促进社会和谐"是最重要的行动要领之一。

普京早在第一次就位之初发布的《关于提高体育运动在形成俄罗斯人健康生活方式中的作用》的报告中就强调："应该将公民个人的知识、身体状况以及包括高度责任感及爱国主义在内的价值取向等纳入国家政策范围之内。国家要参与其中，不能光顾发展经济，而忽略了人们的健康……，国家要从根本上改变体育运动在社会上的地位，形成人们的健康生活方式，并且将其作为国家思想。"

新加坡的《体育愿景2030》希望使体育成为展示、赞颂人民和地方的途径，把国家团结在一起，振奋国家精神。

时任联合国秘书长潘基文在2015年4月6日联合国体育促进发展与和平国际日致辞时全面阐明了体育的价值。他指出：①体育能够帮助开发个人、社区和国家的潜能。体育鼓励个人成长，在消除基于性别的障碍方面是一个主要动力，并可成为跨越界线、消除隔阂的桥梁。②体育创造了欣赏平等、遵守规则、相互尊重和公平这样的基本价值观的文化，从而养育着社会。③体育帮助社会中较为脆弱的群体。④体育行业可在提高环境意识和提倡可持续做法方面发挥重要作用。

我国学者王正伦在梳理世界各国体育运动与健康关系的基础上，提出运动锻炼促进大健康（Wellness）的十大贡献，条分缕析地勾勒了运动与不同健康领域之间的社会机制。

表11　"全民健身"（运动锻炼）对"大健康"（Wellness）的十大贡献

大健康成分	解释	全民健身（运动锻炼）的贡献		备注
		直接作用	健康收益	
社会健康	家庭和社会关系和睦	移风易俗，维护社会规则，维持家庭和睦和社会和谐	形成崇尚健康的和谐社会风气	有案例，但量化数据不充分
职业健康	工作舒心、收入有保障、福利水平高	对抗亚健康和职业病，提升生产力	防治和改善职业病，降低医疗支出	有案例，但量化数据不充分

续 表

大健康成分	解释	全民健身（运动锻炼）的贡献		备注
		直接作用	健康收益	
信仰健康	信仰坚定三观成熟	遵循规则意识，崇尚"体育精神"	人心向善，仁者寿	有案例，但量化数据不充分
身体健康	器官、肌肉、骨骼	增强体质，维护生命张力	改善心肺功能 提高免疫力 预防慢病 促进康复 延缓衰老	量化数据充分，但集中在"心脏和呼吸系统健康"和"骨骼肌肉健康"
智力健康	注意、记忆、反应、理性思维	体脑联动，改善大脑供氧，全面激发大脑功能	促进大脑发育，改善认知能力和记忆水平；延缓智力衰退；防治阿尔兹海默症	有案例，但量化数据不充分，近年成为研究热点
情绪健康	积极、乐观、包容	积极、外向、开放	提升多巴胺水平，减压抗压，促进情绪稳定	有案例，但量化数据不充分，近年成为研究热点
环境健康	安全、无污染	保护环境的意识和行为增加	降低环境能耗，促进环境治理	缺少案例和量化数据
账务健康	收支平衡，消费理性	增加运动支出和营养支出	减少医疗开支	缺少案例和量化数据
心理健康	个性正常、适应环境刺激	正视挑战，砥砺意志，自立自强	有益人格健康，防治心理疾病	有案例，但量化数据不充分
医疗健康	可及、安全、有效	熟知人体知识，提升健康素养	降低误诊率，提高依从性，减少医疗开支	缺少案例和量化数据
说明	上表只是"示意"，并非统计推断，仅供参考			

根据《中国人健康大数据报告》的数据，中国的高血压人口有 2.7 亿人，血脂异常的有 1.6 亿人，糖尿病患者达到 9240 万人，超重或者肥胖症约 2 亿人，脂肪肝患者约 1.2 亿人。与此同时，我国平均 10 秒就有一个人

罹患癌症，平均 30 秒就有一个人罹患糖尿病，平均 30 秒，至少有一个人死于心血管疾病。更严峻的是，疾病还在呈年轻化的趋势发展。目前我国主流城市的白领亚健康比例高达 76%，处于过劳状态的白领接近六成，真正意义上的健康人比例不足 3%。数据还显示：70 后、80 后正在成为癌症患者的主力军。一项保险行业的数据显示，重大疾病平均索赔年龄是 42 岁！35~46 岁死于心血管病的人达到 22%。

我国目前严峻的健康形势，有着复杂的历史背景和现实原因，但与我们健康政策的协调机制不健全不无关系。学习国外的先进经验，发挥自身的体制机制优势，整合大健康的相关领域资源，特别是不同部门职能的协调，构建科学合理的运动健康和大健康产业发展机制，是当前我们的迫切任务。国家体育总局群体司目前依托国务院全民健身工作部际联席会议办公室推进部门间的职能协调，但由于传统观念和管理习惯、现实动力等原因，这种协调机制的效率和效力仍有待提高。部门职能之间的协调和大健康的工作领域之间的协同，仍是运动健康嵌入全民健康体系并取得实效的重点和难点工作。

三、运动促进健康的机遇：形势变革和推进重点

目前，全球有超过 60% 的成年人参加体育和身体活动的次数不够。其中大部分的人长期坐着工作，有久坐不动的娱乐形式，过度使用"消极"形式的交通方式，带来了肥胖和其他慢性疾病。现实情况是，最可能发生体力活动缺乏的是妇女、老年人、残疾人和处于下游的社会经济组织。青少年整体缺乏体育活动的形势也很严峻，至少三分之一的青少年体育锻炼不充分，女孩参加运动的机会比男孩会更少。电子产品的流行和数字化生存、虚拟场景的泛化等，更使越来越多的青少年逐步远离了运动场。而几乎所有的研究都表明：青少年阶段所进行的身体运动锻炼，通常是构成终身体育的基础。青少年阶段对体育运动的远离，将对终身的健康意识和行为产生影响。

各国的事实均表明：体育和身体锻炼除了可以提高公众健康、降低医保花销，还可以通过生产率的提高带来巨大的经济效益。早在2000年，由于体育运动的缺乏，美国的医疗成本就增加了750亿美元。当时估计在体育运动中每花费1美元，可以在医疗成本中节省3.20美元。德国等国家的研究表明，1欧元体育经费投入可以节省8欧元的医疗经费。在加拿大，体育运动提高的生产率相当于加拿大每个工人每年多创造了513加元，这是因为降低了员工的缺勤率以及失误受伤的情况。可以说，体育锻炼并不仅仅对个人健康有积极的影响，还对商业、社区以及国家的经济发展都有好处。无论是游戏、体育锻炼还是有组织的竞技体育，这些活动都可以促进实现发展与和平目标。体育和身体锻炼所能给人们带来的益处，并不仅仅局限于个人，还惠及整个社会。

近几十年来的研究证实，身体活动对延长寿命、提高生活质量、建立良好生活方式、降低慢性病的发病率及节省医疗费用等方面有着不可替代的重要作用。与此同时，研究和实践均表明：只在运动健身指导层面开展公共健康工作是远远不够的，良好的公民身体活动素养和能力需要更为具体的计划与促进方法，必须在社会、政策、文化以及环境等方面进行综合治理，才能使运动健康治理实现预期目标。

当前，联合国机构、各国政府和相关利益者十分注重把体育和身体锻炼融入各个部门的项目和政策中去，其中就包括健康、教育、经济和社会发展。联合国认为：只有当体育的运用被上升到一种具有战略性、系统性和连贯性的方法，体育作为一种工具来促进发展与和平的潜能才可以被激发并且实现。这一论断同样适用于运动健康，我们只有将运动健康作为全民健身、健康中国、体育强国三大国家战略的重要支点，才能真正推进国民健康事业和产业的持续发展。

我国正处于人口老龄化阶段，人口红利逐步消失，经济面临转型，服务业比重不断增长。更重要的是，我国的医疗卫生总投入已经达到GDP的大约6%，今后继续提升的空间和余地有限，而美国在奥巴马任职时医疗卫生总投入高达 GDP 的 19.5% 也无法满足全社会的公共健康需求。可见，将关口前移，重视发挥运动健康的基础性、前提性有根本性作用，是经济健康发展、社会良性运行和国民健康持续发展的必由之路。

无论是国际经验和研究成果，还是中国自身面临的形势，都预示着中国的大健康产业迎来了最好的发展机会，中国的运动健康产业将获得更大的动力加持。

习近平总书记曾指出："体育在提高人民身体素质和健康水平，促进人的全面发展，丰富人民精神文化生活，推动经济社会发展，激励全国各族人民弘扬追求卓越、突破自我的精神方面，都有着不可替代的重要作用。"

2013 年 8 月 31 日，习近平在参加全国群众体育先进单位和先进个人表彰会上强调，全民健身是全体人民增强体魄、健康生活的基础和保障，人民身体健康是全面建成小康社会的重要内涵，是每一个人成长和实现幸福生活的重要基础。

2020 年 6 月，习近平总书记在主持召开专家学者座谈会并发表重要讲话时强调，要推动将健康融入所有政策。

习近平总书记的系列讲话精神，要求全社会树立"大卫生、大健康"理念，增强全生命周期健康管理理念，推动卫生健康事业从以治病为中心转变为以人民健康为中心，努力全方位、全周期维护人民健康。

当前，运动健康在我国整个大健康产业中的基础性地位逐步凸显，国家的体育场次设施、体育人口、体育消费也在不断增长。2019 年全国体育场地高达 316.2 万个，平均每人体育场地面积为 1.86 平方米，各种体育新型空间形态也不断出现，体育小镇、城市体育综合体乃至超市里的体育设施纷纷涌现，迎合了国民不断高涨的运动热情。而友好便利的运动环境又助推全民运动的浪潮持续火热。官方预计，2020 年中国参加体育锻炼的人数将达 4.35 亿，国内体育消费市场预计将达到 1.5 万亿。在全民马拉松运动的热潮中，仅全国各地的"跑团"就超过 12 万个。

更加乐观的是，人们的健康意识和健身观念正在发生深刻变化。2020

年，新型冠状肺炎疫情期间公众生活态度和健康观念出现转变、运动防护意识开始增强，这都为体育人口的增加、体育消费的增长和体育产业的发展奠定了基础。"政""产""学""研""科""企""社""媒"等齐步加持，政府的公共政策引导、产业的资源汇聚作用、学术理论的支撑能力、研发的项目推进策略、科技的理论创新制度、企业的组织体系加持、社会的理性行为转变、媒体的宣教功能呈现，将对中国运动健康和大健康的发展形成一股巨大的合力，引发前所未有的发展热潮。

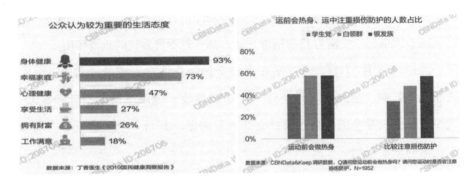

图9　公众认为较为重要的生活态度及注重热身、防护的人数占比

新型冠状病毒肺炎疫情暴发期间，我国大众对健康的关注度大幅提升，通过运动增强免疫力的意识深入人心，运动健身类 App 使用更加高频。数据显示，有近八成人表示更重视、也更愿意运动了。

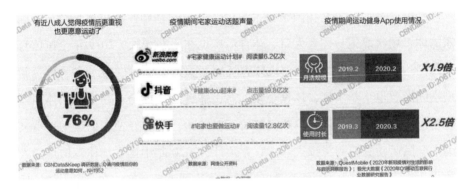

图10　疫情期间我国大众运动意愿、话题量及 App 使用情况

而在一线和二线的城市中，出现了人群聚集的热门运动场所，并且持续吸引运动社群，形成独特的城市景观，并带动和催生了体育消费。这是运动健康产业要素聚焦、服务体系完善的重要基础，将为大健康产业的兴旺带来生生不息的动力。

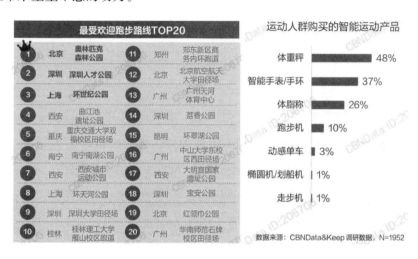

图11　我国最受欢迎跑步路线及运动人群购买的智能运动产品

Keep 研究院的调查还表明，普通人群较难将体育运动坚持下去的原因众多，包括：运动花费高、自己健身太孤单、没怎么瘦反而胖了、没有专业指导，担心效率低、过程枯燥又无聊、没有运动动力、难以找到匹配运动能力且运动量合适的内容、缺少运动时间、没有教练监督/同伴激励、效果难以立竿见影、没有专业指导，担心受伤。这些阻碍体育锻炼人口增加和体育消费增长的因素，有些是国家经济社会发展需要解决的短板，有些是国家政策需要调整的方向，更多的是运动健康服务机构今后努力的方向和运营管理模式改进的重点。

全球范围内的研究和逐步形成的共识，国际国内健康管理的经验和成效，我国经济社会转型的要求和当前面临的严峻健康形势，构成了运动促进健康的一股洪流和合力，中国的运动健康产业将成为未来大健康产业蓬勃兴起的重要环节和重点内容，也将是成长最快、发展最好的健康领域之一。

老年人心理健康促进

谢　玲[*]

　　人口老龄化是全球面临的严峻挑战，在中国有高速、高龄、地区差异、未富先老等特点。目前，我国 60 岁及以上老年人口已达 1.32 亿，占总人口的 10%，并且老年人口还将继续以每年 3.2% 的速度增长。据估计，2025 年将达到 2.9 亿。

　　老龄化在个体和群体层面上皆产生显著的心理后效。比如，冯梦龙在《谈概》中表述的"老人八反"，是其三百年前对老龄化所致心理与行为变化的观察结果，分别是"夜不卧而昼卧（睡眠节律改变）、子不爱而爱孙（代际关系变化）、近事不记而记远事（记忆衰退）、哭无泪而笑有泪（情绪反应的生理老化）、近不见而远却见（视力老化）、打不痛不打却痛（躯体与植物神经功能变化）、面白却黑/发黑却白（内分泌系统变化）、如厕不能蹲/作揖却蹲（躯体运动协调变化）"。

　　老年心理学研究告诉我们，这些表现的原因是大脑神经细胞树突、轴突减少，导致感觉和知觉功能下降、行动迟缓，特别是情绪控制与表达方式有所变化，因此其生活方式、自我认知、家庭和社会关系等多方面受到影响，需要适当地应对。老年心理学研究老年人知（感觉、知觉、注意、记忆、思维、语言等）、情（情绪）、意（意志/动机）、性（个性/人格）、行（行为表现）等方面的特点，并通过生活满意度、生活质量、心理健康等指标观察与老年人的寿命相关心理因素，以及上述

---

　　* "健康中国 50 人论坛"成员，中国军事医学科学院研究员

各指标的个体差异或群体规律性。其目的是促进老年人的心理健康、改善老年人的身心互动与人际关系、增加老年人寿命，达到健康老龄化、积极老龄化。老年心理学家通过研究日常生活与认知能力、记忆过程甚至分子生物学方法（端粒酶控制、基因疗法）探索提高老年人认知加工能力的方法；并开发认知训练应用技术，以延缓认知年老化过程，预防痴呆等老年退行性疾病。

一、老年人心理健康状况研究概述

（一）心理健康的概念界定

心理健康是指个体内部心理和谐一致，与外部适应良好的稳定的心理状态；具体包括认知功能正常、情绪积极稳定、自我评价恰当、人际交往和谐、适应能力良好等五个方面。此外，常用评价心理健康的单一指标，着重积极方面的有幸福感、生活满意度，着重消极方面的有抑郁、焦虑等，相关研究发现有社区服务的老年人，其生活满意度显著高于无社区服务者；而且社区服务显著缩小了由城乡、年龄、家庭支持状况差异所致的生活满意度差异。这说明了社区服务在应对老年人面临的诸多现实问题中有十分重要的作用。因此，老年人健康的标准是指一种身体上、心理上和社会上的完美状态，而不只是没有疾病或虚弱现象。一个健康的老年人，不仅其机体功能正常且没有疾病，而其心理状态也应是正常的，能适应社会生活。影响老年人心理健康的因素包括疾病、婚姻、家庭、退休适应、社会参与和生活满意度。从中国传统来看，可归结为天（个体与自然和谐以及宗教意识）、地（文化及地缘适应）和人三类因素。其中人的因素，又可分为家庭与工作人际关系和谐、个体自身和谐、心理活动内部一致性（知、情、意）、个性性格特征、各种满意度和幸福感（认知偏差）等主观因素，以及个人（人口学特征、健康状况、经济状况）、家庭（经济状况、亲子关系、童年经历）、环境（学习或工作环境）等客观因素。

（二）老年心理健康研究方法

老年心理学的主要研究方法有观察法（如个人的日常生活、群体的行为表现、临床药物疗效追踪）、实验室研究（如分别针对老年个体进行的行为学层面的记忆测验、认知损伤老年病的动物模式、积极开展老年心理健康促进的理论思考与技术开发等。

（三）我国老年人面临的心理困境

我国老年人在经济发展的改革大潮中，面临着一定的心理困境。首先，带病生存期的需要与政府购买服务落实，特别是未富先老的时候，在国家经济发展分配中老年人的边缘化，具体表现在养老金替代率逐年下降、老年人负面情绪逐年增加。在 2012 年开展的一项全国调查发现，城市老年人中具有抑郁情绪症状（CES – D ≥ 16）的人占到了总体的 39.86%；再比如城乡老年人在经济与健康两方面的差异。其次，老年相关政策、法规、法律强调家庭赡养与抚养责任，淡化政府应该承担的养老经济责任。最后，家庭核心化、教育产业化、生活成本迅速增加、独生子女政策等因素协同导致经济话语权向年轻人转移，同时使得养儿防老甚至家庭赡养成为难以实现的空想。凡此种种，加剧了代际关系的异化，表现为积极老龄化的参与诉求与年轻人就业的冲突、传统孝文化中为老价值体系与现代年轻人独立意识的冲突、年轻人生存压力与赡养义务的冲突、经济抚养与亲情慰藉的冲突。

我国绝对和相对空巢家庭平均约 40%，而独生子女家庭约 35%，加之失独、鳏寡孤独、不断增加的老年精神疾患（如抑郁）和致残性老年退行性疾病（如痴呆），使得家庭养老面临现实困境。各级政府在制定十二五规划中涉及养老床位、保险覆盖率与绝对支出相当保守。这种情况在可预见未来能否有较大改变？不同养老形式的实质可行性、可持续性究竟如何？当探视老人需要法律规定的时候，如何有效应对，以减少因经济负担所致亲情慰藉的异化？基于传统和现实原因，常见的隔代教养对于孙辈心理健康成长的利弊如何？为了国家的未来，如何给下一代提供健康的成长环境？如何促进老年人群与其他人群的和谐共处？

二、老年人心理健康促进的紧迫性

我国独生子女政策已经实施 30 余年，家庭结构亦因城镇化和经济发展日趋核心化。其直接后果就是许多家庭结构将向 8 - 4 - 2 - 1 类型转变。《中国的人力资源状况》白皮书也指出，到 2035 年中国将由两名纳税人供养一名养老金领取者。人口结构变化和社会发展使得养老模式必须多元化，其中最关键的是养老人力资源的专业化、多样化。孝道之于中华文明的传承、中国社会的和谐、中国人的觉醒与奋进，仍具不可替代的核心价值意义。个人和谐是父慈子孝的基本前提，家庭和谐是老而少忧必要基础，而社会和谐则是老有所乐的根本保证。简言之，国兴老多乐，子孝亲少忧。但是，现代化的中国，代际关系有了变化。传统孝道的实施被赋予了新的含义与条件，对于孝道涉及的各方也有了不同的要求，老年人与青年人的心理特征在新的历史时期也需要重新加以定义与调适。当前，积极老龄化的顺利实施（强调老年人在参与社会建设之后对社会资源的共享权利以及继续参与社会建设的权利）与年轻人的就业压力间出现了冲突。由于各方面的因素综合，我国大学毕业生的就业率、年轻人的失业率问题都比较严重。社会发展使青年人和中年人在经济上掌握了主要话语权，因此传统孝文化同年轻一代的独立意识不可避免地产生了冲突。在上有老、下有小的生存压力下，赡养义务与抚养责任及工作压力等诸方面的冲突也在所难免。所以，孝顺的问题历朝历代都有，但是在现代中国有了新的含义。良好的孝顺意愿应该是绝大部分年轻人都具备的，但是从时间、空间、经济、精力和能力几方面来看孝顺的能力却是千差万别，不可完全类比。在这种情况下，充分发挥老年人自身的心理优势，就显得更为重要。老年心理健康研究的紧迫性，除了因人口老龄化的特点、代际关系重整之外，还体现在老年病患病率前移也有显著的心理后效。比如，高血压、糖尿病、肾病综合征、轻度认知损伤等不仅导致认知损伤，而且对于患者的心理健康、生活质量、人际关系、家庭动力学均有重大影响。在疾病发展与疗愈进程中身心互动的机制、在临床情境下的心理健康促进技术开发等，均有重要的科学意义与实用价值。

健康是人人追求的目标，对于老年人有特别重要的意义。老年人退休后面临的三个最大的风险是收入下降、疾病增加和随之而来的身体（肢体和器官）功能的不断衰退甚至丧失。大众看待老年人的普遍观点是各方面都处于夕阳西下的衰退状态。但是，老年心理学研究并不支持这种看法，因为老年人的许多重要心理功能（比如语义记忆、智慧）并没有明显的衰退，甚至可以终身保持在高水平上（比如情绪更为稳定、积极）。这些重要的心理功能，集中体现了老年人的经验、智慧和主观能动性，是老年人在面对躯体衰老时保持生存意义、生活质量乃至尊严的主要依据；也是维持老年人心理健康的重要资源。老年人心理状况的个体与群体差异（异质性）很大，因此可以充分发挥自己的主观能动性维护自己的心理健康。

三、疏导不良情绪及促进老年人的心理健康

世界卫生组织提出人类健康的新标准为：机体健康的"五快"（食得快、便得快、睡得快、说得快、走得快）。精神健康的"三良"（良好的个性、良好的处世能力、良好的人际关系）。

一般长寿老人都有六大心理特征：①宽以待人；②乐观豁达；③兴趣广泛；④知足常乐；⑤热爱生活；⑥节哀制怒。

老年人不良情绪疏导方法有：宣泄法，可以让老年人说出来，不吐不快，或者哭出来、写出来、吼出来、摔枕头、打沙袋。还有转移法、升华法、幽默法、自我暗示法、调整期望值法、遗忘法、助人为乐法、儿女亲情法等。

莫道桑榆晚，为霞尚漫天！老年人要正确认识生、老、病、死。树立"老有所为""老有所乐"及"老有所学"观念。并且做到合理膳食、适量运动、戒烟限酒、心理平衡，妥善处理家庭关系，注重日常生活中的心

理保健，才能营造良好的社会支持系统。

送给老年朋友身心健康五原则：

"一个中心"：以健康为中心。

"二个一点"：潇洒一点，糊涂一点。

"三个忘记"：忘记年龄、忘记疾病、忘记怨恨。

"四个有"：有个老窝（房子）、有点老底（积蓄）、有个老伴、有群老友。

"五个要"：要笑：笑口常开心常乐；要动：坚持适当多运动；要俏：美化自己和生活；要唠：谈心交流不憋闷；要掉：功名利禄皆可抛。

四、结语

老年人的身心健康和资源应该受到充分的关注。老年人的知识、经验和智慧，甚至是体力，都可以成为维护老年人心理健康的宝贵财富，值得深入挖掘，发挥其应有的作用。老年心理学研究需要管理政策和科研经费的多方支持，才能在赶超国际科技前沿和满足国家重大需求两个方面获得可持续发展。结合系统队列设计与大数据集中管理、分析处理，开展旨在促进健康、积极老化和旨在预防、延缓老年期心理疾患的早期识别与干预研究已势在必行。

第六部分

健康产业

我国医养结合模式现状研究

佘　靖[*]

"医养结合"是养老和医疗两个方面资源的延伸和结合，提供持续性、长期性、协调性和整体性的整合照顾服务。医养结合是以老年人不同层次的需求以及多样化服务作为切入点，满足老年人医疗服务以及养老服务的共同需求，有病治病、无病疗养，达到提高老年人健康水平的目的，构建适应于我国社会特色以及经济基础的医养结合模式。本文阐述了我国当前医养结合的几种模式，结合实际案例分析了我国医养结合模式目前发展现状，为进一步推动我国医养结合工作的蓬勃发展提供了发展思路。

一、推进医养结合发展的必要性

我国人口老龄化形势日益严峻，根据最新数据，2019 年我国 60 岁以上老年人口 25388 万人，占总人口的 18.1%，其中 65 周岁及以上人口 17603 万人，占总人口的 12.6%。人口老龄化伴随而来的是老年人健康和照护问题的增多，老年人患病率高、患病时间长、患病种类多、并发症多、治疗难度高，对长期医疗护理服务的需求不断增加。

由于我国医院与养老机构之间医养分离，各成体系，导致传统养老机构不能充分满足老人的医养叠加需求。养老机构缺乏医疗条件，无法满足老年人就医需求；医院则由于医疗资源有限，无法给老人提供长期住院服务。因此，老人被迫在医院与养老机构之间"奔波"。随着老龄化进程加

---

* "健康中国50人论坛"成员，原卫生部副部长，国家中医药管理局原局长

199

快，老年人医养需求叠加趋势日益显著，迫切需要推动医养融合发展以满足老年人的健康养老需求。

我国为推动医养结合的发展，近五年来国务院不断出台了一系列利好政策，同时各部委及相关机构密集发布了养老与健康相关政策与意见，医养结合已经纳入《"健康中国2030"规划纲要》，上升为国家战略。推进医养结合成为健康中国行动（2019—2030）中"实施老年健康促进行动"的重要内容之一。

二、我国医养结合模式

在医养结合模式发展过程中，学界有些学者认为医养结合模式发展需要明确六个问题：即医养结合服务的对象是哪些老年人；由谁来提供服务；对服务人员的要求有什么；提供的服务内容是什么；医养结合服务模式的实现方式是什么；以及服务机构的标准和资质有哪些要求。还有些学者认为医养结合发展涵盖的因素包括服务主体、服务对象、服务内容、服务方式和服务管理五个因素。结合学界内六个问题和五个因素以及近几年我国各机构的不断探索，逐渐形成了五种医养结合模式。

模式一：服务主体模式即从医养结合服务的提供方入手，是目前通常公认的我国医养结合养老保障模式，从主体角度入手进行医养结合服务。包括"养老机构内置医疗机构""医疗机构内置养老机构"和"医养结合养老模式－联动型"三种模式。

养老机构内置医疗机构，该模式的主体主要是养老院、福利院等专业的养老机构。在养老机构内部增设医疗机构，如门诊科、卫生室等。养老机构内置医疗机构以北京顺义区第一福利院和北京朝阳区寸草春晖养老院为代表。北京顺义区第一福利院开设老年病院，设150张床位，采用中西结合两法，为全区18家养老院的老人提供服务，同时还组织医疗队定期到区内社区老年驿站为居家老人服务。北京朝阳区寸草春晖养老院建于2011年，拥有100张床位，成立之初就在院内设立了医务室，为老人们提供基础的医疗、护理服务。2015 年 11 月，医务室正式获批成为医保定点单位。

医疗机构内置养老机构。该模式的主体为医院、社区医疗服务中心，可在医院内部或周围设立护理中心等具备医疗专业养老功能的机构。入院治疗的老年人在病情趋于稳定后，可转入护理中心，接受专业的护理服务。转入护理中心的老年人不仅可以享受到专业的医疗护理，一旦病情反复，近距离及时的转诊可对老年人病情提供保障。同时也一定程度上缓解了医院资源紧缺的供求矛盾。医疗机构内置养老机构以广东东莞市东坑镇东坑医院和北京长安中西医结合医院为代表。广东东莞市东坑镇东坑医院设立了 302 张床位的护理院，为东坑镇和周边镇区失能老人服务。北京长安中西医结合医院，在院内建立养老病区，为失能、半失能老人服务。

医养结合养老模式 – 联动型。联动型是指由独立的养老机构和独立的医疗机构互相协作，养老机构提供养老，医疗机构提供医疗，分别提供专业化服务。通过合作，从而节省了成本，提高了效率。医养结合养老模式 – 联动型以广东佛山市 29 家养老机构和北京朝阳区五里桥街道综合为老服务中心为代表。广东佛山市 29 家养老机构与医疗卫生机构建立合作关系，能够以不同形式为入住老年人提供医疗卫生服务的养老机构已达到 70%。北京朝阳区五里桥街道综合为老服务中心与社区卫生服务中心签约：不仅为入住老人提供代配药、日常健康咨询服务，辐射周边居民的全科医生咨询，而且还开设慢性病防治、饮食健康、中医保健、皮肤护理等专题讲座，加大老年人健康知识的普及。

模式二：服务对象模式即以医养结合服务的对象入手，这是国外多采用的服务模式。服务对象模式以北京朝阳区双井恭和苑和北京朝阳孙河社区卫生服务中心为代表。北京朝阳区双井恭和苑是按照养老设施设计建筑规范要求打造的社区，投资方在院内建立了医疗中心，申办成为双井第二社区卫生服务中心。中心有 24 小时医务值班、健康管理、基本诊疗、代取药品、康复管理、专家坐诊、用药咨询、双向转诊、医疗急救等多项服务，真正做到健康有干预、慢病有管理、急病有措施、大病有通道，让老人享受最完整、最专业的养老服务。北京朝阳孙河社区卫生服务中心以失能老人、大医院转出的需要康复护理的老人为服务对象，建立家庭病床，对辖区内养老院巡诊，在服务中心开设了医养结合病房，在病房中建立了舒缓区，临终关怀病床。

模式三：服务内容模式即从服务内容入手。服务内容主要包括两大板块服务资源即"医"和"养"。"医"即养老服务提供过程中相关医疗卫生资源供给，具体有预防保健服务、健康咨询及检查服务、疾病诊治、建立健康档案并及时进行管理等不同类型的服务项目。"养"即养老服务过程中提供的必要生活服务，满足老年人物质生活及精神生活的基本需求。具体服务项目有生活照料服务、家政服务、紧急救助服务、精神慰藉服务、文化娱乐服务、法律及金融咨询服务等。服务内容模式以烟台市医养结合模式探索为代表。烟台市根据自身经验，建立了定制服务内容四种模式："大养老＋小医疗"模式，即养老为主、医疗为辅模式。采取政府购买服务、养老机构内设医疗机构等方式，满足养老机构对医疗护理、康复训练等方面的需求。支持养老机构根据规模内设卫生室、护理站或一级以上老年病医院、康复医院、护理院等机构。全市21处养老机构内设了医疗机构，为入住老年人提供医疗服务。"大医疗＋小养老"模式，即医疗为主、养老为辅模式。以公立医院开设老年病专科为重点，镇街卫生院开设国医堂、社区卫生服务中心设立老年人日间照料中心等为补充，构建医疗、养老、康复等相互衔接的服务模式。全市有11处医疗机构内设养老机构，32家医院开设了老年病门诊，25处基层医疗卫生机构开展了医康养一体化服务。"医疗、养老并重"模式，即采取医疗机构与养老机构协议合作或医养联合体等方式。医养协作式，主要是医疗机构为养老机构开通预约服务和就诊绿色通道，提供医疗巡诊、健康管理、急诊急救等服务。"居家养老＋医疗网络"模式，即利用居家养老服务信息平台和城市、农村医疗卫生服务资源，为居家老人提供优质便捷的养老医疗服务。

模式四：服务方式模式即从医养结合的服务方式入手，包括公共服务外包、社会力量参与市场运作、"甘家口 1 + 1 + N 模式""家庭医生嫁接模式"等。公共服务外包模式主要以浙江宁波海曙区为代表，浙江宁波海曙区实行公共服务外包，由区政府出资，和民间组织签订相关合约，为辖区内 60 岁以上的需要给予帮助和照顾的老人提供各种服务。政府不再直接参与到公共服务供给中去。服务内容包括：根据老人的需求为其提供日托服务例如洗衣做饭、清洁及文化娱乐、精神慰藉、法律服务、陪护看病等服务。社会力量参与市场运作主要以万科集团为代表，万科集团建立邻里式养老模式：截至 2016 年年底，万科集团在北京、上海、广州等城市已经运营了超过 80 个养老项目。在北京，万科怡园光熙长者公寓和康复医院毗邻坐落。二者组合式运营，为老年人健康养老服务。甘家口 "1 + 1 + N" 模式是以北京市海淀区甘家口街道为代表，北京海淀区甘家口街道 "1 + 1 + N" 模式：由甘家口社区卫生服务中心和第三方专业养老服务公司合作，建立一个社区卫生服务中心、一个地区医养结合服务中心、六个医养结合服务站，共同构成区域性医养结合服务体系。在地区医养结合服务中心，设有 10 张 "医养结合" 病床，收治行动不便、家庭医生上门不便、健康监护达不到要求导致术后下转康复难、居家治疗康复难等老年人，由社区卫生服务中心提供医疗服务，专业养老服务公司提供养老服务。下设的六个 "医养结合驿站"，直接在社区里，同时提供医疗服务和养老服务。家庭医生嫁接模式以上海市社区卫生服务中心为代表，上海市社区卫生服务中心基本服务项目六大类 141 项，其中 69 项主要服务对象为老年人群，包括社区护理服务、居家护理服务、舒缓疗护服务、老年人健康管理等，其工作量占社区卫生服务中心总体工作量的 57%。2011 年起，实施家庭医生制度建设，家庭医生将老年人作为签约服务的重点和优选对象，共签约居民 936 万人，占常住居民的 42%，签约居民基本覆盖本市 60 岁以上户籍人口，涵盖居家、社区和养老机构的住养老人的基本医疗卫生服务。

模式五：服务管理模式即以建立服务管理机制入手，包括建立相关社会保险、完善人力物力保障、健全政策制度、建立专项管理等。服务管理模式主要以青岛长期护理保险制度和北京市中医药健康养老身边工程为代表。青岛市建立长期医疗护理保险制度：2012 年开始，由市人事社会保障部门牵头，以城镇基本医疗保险为平台，面向参保人员中的失能、半失能人员，建立医院、社区家庭为主体的"医养康护"一体化的服务平台。长期护理保险对具备医疗资质的养老机构实行日定额包干结算，将失能、半失能老人细分为"专护、院护、家护、巡护"四种类型。一是参保人向定点护理机构提出申请，定点护理机构对申请人病情和身体自理情况进行现场评定，向社会保险经办机构申报。对符合长期护理条件的，社会保险经办机构予以核准。二是医疗护理费用（含医、药、耗材等费用）实行按床日包干管理标准，"家护" 50 元，"院护" 65 元，"专护" 170 元。三是划分统筹比例。职工统筹支付 90%，个人负担 10%；按一档缴费的居民，统筹支付 80%，个人负担 20%；按二档缴费的居民只享受巡护，统筹支付 40%，个人负担 60%。北京市中医药健康养老身边工程建设：是市政府为民办的实事之一，在中医药服务养老理念的引导下，通过设置中医药健康养老服务专区、组建中医药健康养老服务联合体、探索实施"卡包岗"中医药健康养老服务模式，开通中医药健康养老服务 96189 热线，打造包含医疗、健康咨询、健康检查、疾病诊疗、康复护理及临终关怀为一体的中医药健康养老服务圈，发挥中医药特色优势，为老年人提供规范、便捷、优质、贴心的中医药健康养老服务。

三、讨论

（一）医养结合模式取决于构建要素

"医养结合"养老模式是指为了实践"医养结合"理念，实现医疗资源与养老资源整合，达到资源优化配置的方法或手段。"医养结合"养老模式所要求实现的资源整合并不是两种资源的简单相加，应该是专业化的医疗资源有层次地供给养老领域，实现多元化的协作。根据以上所述，无论是六个问题，还是五个基本元素，基本上描述了医养结合的构建模式因素。即服务主体、服务对象、服务内容、服务方式和服务管理机制，基于上述因素，构建了整体框架，无论从哪个基本因素入手，均可形成不同的模式。由于医养结合呈现多业态融合、多层次构建的特点，因而从不同角度进行分类，则定制不同模式。

在医养结合基本框架与因素的基础上，其他因素的影响对医养结合的实施也起着重要作用。例如：养老服务体系建设、社会保险模式的发展、家庭医生与全科医生的发展，均对体系模式的构建造成重要影响。

（二）我国医养结合工作纳入国家战略，发展迅速，呈多态势发展

习近平总书记在十九大报告中明确指出："积极应对人口老龄化，构建养老、孝老、敬老政策体系和社会环境，推进医养结合，加快老龄事业和产业发展。"目前我国医养结合模式根据需求与环境等条件呈现多态式实施，呈现以服务主体模式为主和多种模式并存推进的形式。例如在主体模式为主的推动下，鼓励医疗卫生机构、老年病医院、康复医院建设模式，在建立健全老年康复医联体的基础上，推进老年病医院、康复医院建设，支持利用率较低的医疗机构向老年康复护理医院转型。养老机构可根据服务需求及医疗能力，申办老年病医院、康复医院、护理院、临终关怀机构等，也可内设医务室或护理站，提高养老机构提供基本医疗服务的能力。在此基础上，发展多态式综合模式，例如：服务对象模式中注意基层医疗机构与养老服务机构对接的同时，全方位关注所有老年人，健康、非健康、失能、失智等。按照服务对象需求，设立服务内容与服务设施。在社区服务中心接待服务的同时，将服务向家庭延伸。

今后应更多地针对健康老人、半失能老人以及失能老人的不同需求，来提高服务质量。

（三）中医药服务在医养结合模式中得到应用，需进一步探索，总结经验

中医药具有"简、便、验、廉"的优势，应制定政策鼓励"医养结合"机构普及使用中医药适宜技术，降低老年人的看病就医负担。

目前，中医药服务在服务主体、服务对象、服务内容、服务方式、服务管理五种模式中都有积极参与。

国内在部分医院与社区在医养结合中开始注意中医药服务，并开设了试点单位，开展了针灸、拔罐、推拿、刮痧等中医传统疗法的服务项目。但总的看，目前开展中医药适宜技术的养老服务项目都显不足。

扎实推进智慧健康养老服务业发展和创新

刘维林[*]

一、智慧健康养老服务业的内涵与本质

（一）智慧健康养老服务业的定义

智慧健康养老服务业是以现代信息技术为主的现代科学技术与健康养老有机融合，与健康养老全要素、全过程融合发展的新兴产业，智慧健康养老是信息化、智慧化、数学化、互联网＋养老产业，用大数据、云计算、互联网、物联网、5G 技术、人工智能、机器人等现代科学技术支持、支撑健康养老的统称。

智慧养老并不是智能技术和养老产业的简单相加。一是智慧养老不是简单为老年人提供智能设备，而是通过智能化设备提高老年人独立生活能力，提高老年人生命和生活质量；二是智慧养老不是对老年人行踪和健康数据的简单监测，而是通过技术手段，对接后端医疗资源，保障老年人独立生活的安全性；三是智慧养老不是把老年人的生活起居交给智能机器人，而是通过智能化手段，辅助专业康复护理人员，给老年人更人性化的服务。

官方定义智慧健康养老是利用物联网、云计算、大数据、智能硬件等新一代信息技术产品，能够实现个人、家庭、社区、机构与健康养老资源

---

* "健康中国 50 人论坛"成员，中国老年学和老年医学学会会长

的有效对接和优化配置，推动健康养老服务智慧化升级，提升健康养老服务质量效率水平[①]。

狭义的智慧养老是指通过智能设备、信息化系统、大数据、物联网等技术手段，为老年人独立生活提供保障，减轻护理人员工作压力的一种智能化手段。广义的智慧养老是指通过各种现代化手段，为老年人提供便捷、及时的居家养老、社区养老、机构养老和医养结合的养老服务。

（二）智慧健康养老有多种形式

国家工业和信息化部、民政部和卫生健康委对智慧健康养老产品和服务给出了明确定义：智慧健康养老用品，称为智慧制造；智慧健康养老服务，称为智慧平台或体系。

智能健康养老产品：紧密结合信息技术，具备显著智能化、网络化特征和健康养老服务功能的新兴智能终端产品，主要包括健康管理类可穿戴设备、便携式健康监测设备、自助式健康监测设备、智能养老监护设备、家庭服务机器人等五大类。将智慧化、智能化的元素引进老年人健康产品中，不仅能让老年人享受到科技发展带来的便利，对于提高老年人健康素养、促进老龄社会和谐都有着积极的意义。

智慧养老服务：充分利用信息技术、智能健康养老产品和创新模式，为民众提供的新型健康养老服务，主要包括慢性病管理服务、居家健康养老服务、个性化健康管理服务、互联网健康咨询服务、生活照护服务、养老机构信息化服务等六大类。工业和信息化部、民政部、国家卫生健康委员会公布的《智慧健康养老产品及服务推广目录（2020年版）》中除了涉及56款智能健康养老产品，还包括57家企业的59项智慧健康养老服务。

（三）智慧健康养老的本质

智慧养老的本质是老年人数据及需求收集和分发。目前智慧健康养老

---

① 选自《智慧健康养老产业发展行动计划（2017—2020）》。

更多是基于大数据和物联网的数据收集和分发，把老年人的客观健康数据和主观需求对接给专业的人员，未来将会在人工智能方面有所突破。智慧养老技术发展，并不能替代老人子女和医护人员。智慧养老更多是作为工具，辅助老年人独立生活，为其提供一个幸福健康的晚年生活。

（四）智慧健康养老未来发展

智慧养老未来发展，以技术为手段，以老年人数据和需求收集为基础，以满足老年人在居住环境中的健康、正常生活为目的，打造一整套产品服务体系。发展智慧健康养老产业的路径和方向，智慧健康是重点，包括智慧医疗、远程医疗等；智慧平台建设，包括城市、社区信息化服务体系建设，智慧用品制造等。

二、智慧健康养老服务业发展现状与问题

（一）国家层面战略部署

党中央、国务院提出"互联网＋养老""互联网＋健康医疗"的战略和部署。2011 年，国务院发布《中国老龄事业发展"十二五"加快居家养老信息系统建设规划》，2019 年 3 月，国务院发布《国务院办公厅关于推进养老服务发展的意见》，实施"互联网＋养老"行动，出台《关于积极推进"互联网＋"行动指导意见》，明确提出了"促进智慧健康养老产业发展的目标任务"，建立智慧健康养老应用示范基地、领军企业、产品和服务标准，推动健康医疗大数据融合共享、开放应用。

《智慧健康养老产业发展行动计划（2017—2020 年）》中提出要加快智慧健康养老产业发展，到 2020 年，基本形成覆盖全生命周期的智慧健康养老产业体系，建立 100 个以上智慧健康养老应用示范基地，培育 100 家以上具有示范引领作用的行业领军企业，打造一批智慧健康养老服务品牌，建设 500 个智慧健康养老示范社区。在产业环境不断完善的同时，还将制订 50 项智慧健康养老产品和服务标准。

2019 年《国务院办公厅关于推进养老服务业发展的意见》中提出实施

"互联网＋养老"行动。持续推动智慧健康养老产业发展，拓展信息技术在养老领域的应用，制订智慧健康养老产品及服务推广目录，开展智慧健康养老应用试点示范。促进人工智能、物联网、云计算、大数据等新一代信息技术和智能硬件等产品在养老服务领域的深度应用。

（二）政府正积极推动智慧健康养老平台建设

地方政府以信用背书搭建智慧健康养老平台，提高市场主体参与积极性。全国掀起智慧养老热潮，各地纷纷探索本地化特色智慧养老模式。政府作为地方信用体系的代表，起到搭建平台和后续监管、评估的重要作用，带动当地智慧养老企业发展，为老年人提供智慧化的便捷居家社区养老服务。智慧养老企业涉足居家养老、社区养老及机构养老三种模式中的不同应用场景。

地方政府正积极推动智慧健康养老平台建设，具有代表性的主要是：

北京：养老卡汇集本地服务于一张 IC 卡，打造电子化支付。通过打造"北京通—养老助残卡"及相应的"北京通 e 个人"App，按区划分，把老年人居住地周边的养老服务支付和政府补贴链接在一张 IC 卡上，打造北京特色的智慧养老模式。以政府信用为背书，对接本地商业银行，汇集本地养老服务，为老年人提供集政府补贴、支付、服务为一体的本地支付平台。

上海：大数据信息平台模式打造全市养老信息服务平台，整合分散养老服务资源。上海的老龄化率超过30％，打造老年友好城市成为上海市的老龄事业发展目标。经过几年发展上海社会养老服务体系建设较为完善，但同时面临着信息不对称的问题。为打破信息孤岛，上海建立"上海市综合为老服务平台"，汇集全市养老服务设施信息，实现为老信息的共享、公开和透明。

山东：智能硬件＋数据整合平台以保障老年人人身安全为核心的居家养老公共服务平台。以物联网、云计算、互联网技术为基础，以智能硬件产品为接口，打造山东省居家养老公共服务平台。以维护老年人在社区内的人身和生命安全为核心，打造关爱服务、健康服务和民生服务三位一体养老服务体系。

（三）政府在搭建地方智慧养老平台中的角色

1. 平台搭建者：政府搭台，社会唱戏。①政府以自己的公信力，搭建本地的智慧养老平台，吸引社会力量参与；②鼓励市场参与者创新，并进行一定的补贴资金支持；③简政放权，保证平台的运营效率，鼓励市场积极参与。

2. 社会托底者：扶贫救孤，底层保障。①在提升社会效率的同时，保障社会平台，由政府保障老龄弱势群体的基本生活和基本医疗；②通过政府购买的方式，合理运用财政资金，把政府补助真正用在改善老龄弱势群体智慧养老服务中。

3. 市场监管者：制定标准，监督评价。①作为市场行为最后的监管者，维持市场秩序，在市场失灵时，保证平台正常运转；②通过标准的制定，保证智慧健康养老平台上提供的产品和服务不会出现价高质低的情况；③通过后期的监督评价，保证平台运营商和服务信息提供者诚信经营，成为老年人利益的维护者。

（四）我国智慧养老服务业正进入高速发展期

居家养老是我国主流养老方式，着眼于家庭与机构之间的信息调配痛点，智慧健康养老服务业成为蓝海。

1. 我国老年网络用户发展状况。根据2018年的数据统计，在我国广大的网民中，60岁及以上网民占比为6.6%，呈快速发展趋势。我国老龄化有速度快、来势猛、未富先老等特征，同时伴随着空巢老人、失能老人数量多等社会问题。所以由居家养老为代表的重服务、低成本的模式占据我国养老产业主流，三种养老模式互补发展。以居家为主，社区为辅的养老模式将在资源利用和成本控制方面具有优势，未来随着社区养老服务的发展，社区养老占比将持续增加，服务和需求端的实时信息调配将成为智慧健康养老服务业发展的重要机会。

2. 智慧健康养老服务业市场在 2020 年以后进入高速发展期。智能硬件不断发展，服务场景多样化，从慢病和健康管理切入养老服务，逐渐演化出针对老年人的服务体系。2017 年互联网养老（包括基于互联网的机构上门、护士上门、护工上门、健康管理和慢病管理等）产业规模共 96.6 亿，比上年增长 24%。预计 2020 年市场将进入高速发展阶段，以满足老年人医疗、护理需求为主的服务将迅速发展。

3. 移动互联网等科技在生活服务领域的快速渗透，对居家养老服务形式、资源配置方式产生影响，加速了居家养老行业快速发展。消费级智能硬件迅速发展，延伸至养老领域智能监测设备为居家养老提供远程健康管理基础。

（五）智慧健康养老服务业存在的问题

1. 智慧健康养老产业处于发展初期，存在一定的问题：①顶层设计、规划和政策尚未形成完整的体系。②产业和企业小、散、乱，未形成规模。③产品低端、粗糙，服务不配套，未形成有效供给。④产品及服务，从研发、制造、推广、使用等方面未能适应老年人的需求和需要。⑤需要政府加强监管，在合理监管下，允许市场充分竞争，加快行业整合，促进行业龙头的出现，规范市场秩序。⑥需要努力解决"后一公里"问题，真正惠及老年人，行业才会有持久的发展动力。

2. 智慧健康养老服务业存在的问题：①智能设备不智能。智慧产品与老年人生活与需求的脱节，产品只是硬性安装在老年人的居住空间，不能有效匹配老年人的个性化需求。②智慧平台成熟度不够，缺乏支撑线下日常生活服务医疗服务资源紧张，难以对线上平台进行有效支撑。出现抓取了老年人的需求，但难以满足的情况。③数据安全与应用难以保证。企业缺乏大数据的应用能力，数据安全性和老年人隐私难以保障。老年人隐私数据泄露，或将引发重大社会事件。④老人接受度低，市场难以大规模铺开。对于智慧养老终消费者的老年人，其消费观念和生活观念已经固化，难以改变，对智能产品接受度低。⑤行业竞争激烈，但缺乏引领者。智慧养老产业从业者众多，竞争激烈，但整体来说，缺失技术能力、管理能力、市场开拓能力，行业龙头尚未出现。⑥行业标准缺乏，政府监管度低。智能硬件、系统及平台的标准尚未出台，智慧养老企业受政府监管程度低，容易形成无序竞争，降低老年人对产品的体验。

三、智慧健康养老服务业发展对策与建议

坚持以老年人的需求为中心，以问题为导向，规划引导、政策支持、资本跟进、市场驱动、互联互通、产业集成，扩大智慧健康养老有效供给，增强智慧健康养老消费动能，为广大老年人健康养老提供优质适用、便捷可及、安全高效的产品和服务。

政府层面，要制定好规划、政策、标准，加强监管和服务。社会层面，形成老年宜居、友好环境，充分考虑老年人需要和实际情况，为老年人提供智慧健康养老的产品和服务。产业、企业层面：资本、技术、人才、市场、产品、服务。老人和家庭层面：积极融入互联网时代，运用好互联网工具。针对智慧养老产业发展中的不同问题，创新解决方案，发展智慧健康养老产业必须以老年人需求为中心，把是否受老年人欢迎、老年人是否满意、是否满足老年人需求作为评价评判标准，老年人的需求特别是健康需求是最重要的，智慧产品和服务的制造、创造、创新必须围绕这个中心进行，要防止盲目追求高精尖、高大上的纯技术主义路线，发展智慧健康养老产业要坚持的原则或目的是效率、效益、安全、适用、便利的统一，还要考虑老年人的消费能力、老年人的生活习惯、学习运用能力等。

解决智慧养老产业产品应用问题，需要从人性关怀出发，整合后端生活服务、医疗服务资源，政府加强数据安全监管和保障，以此来保障产品应用真正符合老年人的需求。

解决养老产业发展中的问题，需要耐心，等待老年人消费观念和消费习惯的扭转，等待市场充分竞争，等待政府出台相关标准和制度，相信智

慧养老市场终究会走向成熟。

四、智慧健康养老服务业发展的对策

（一）面对互通问题

"科技覆盖＋资源整合"才能让智慧养老有路径。科技覆盖：吃，营养配餐；住，智能居家；行，智慧地图；游，自助导游；购，网上购物。资源整合：专业的人做专业的事，整合资源，打造大健康产业链。

（二）面对接受问题

"应用人性＋子女'教'导"才能让智慧养老有市场。应用人性化：以语言系统为主，打字输入系统为辅；输入输出图像化；充分理解老年人的心理、身体状况。子女关怀：远程通话，过节陪伴，教学相长。

（三）面对隐私问题

"技术升级＋法律法规"才能让智慧养老有空间。技术升级：点对点的探测技术，被动式的求助技术，菜单式的需求服务，日常生活的习惯参数和健康管理，数据积累的主动干预技术。法律法规：完善法律法规，颁发地方性标准，加强政府监管。

（四）面对技术问题

"科技服务＋人文关怀"才能让智慧养老有温度。科技服务：紧急呼叫，日常生活资讯，健康管理档案，安全健康监测。人文关怀：精神慰藉，心理关怀，陪同就医，医疗服务，护理服务。

（五）面对竞争问题

"产业为本＋金融为器"才能让智慧养老有前景。产业为本：以为老人提供贴心服务为核心打造竞争力；单点打击，以点击破；专业为主，产品为王。金融为器：利用资本市场力量，融资扩大规模，待机上市（主板、新三板）。

（六）面对规划问题

"政府主导＋数据运用"才能让智慧养老有方向。政府主导：建立产品服务标准，出台支持支持，运用政府购买及政府补贴方式支持，完善法律法规。数据运用：政企数据互通，建立统一信息管理系统，企业数据共享，社会信用数据互通。

论医务社会工作在推动大健康产业发展中的关键作用

刘　东[*]

本文从三个方面论述医务（健康）社会工作与大健康产业发展的相关性和必要性，展示了医务社工是如何推动大健康产业的发展的。

一、医务社会工作如何解决大健康产业发展中存在的问题

医务（健康）社会工作是解决由医疗或健康原因而引起的社会问题的，如因病致贫、医患纠纷、家庭伦理障碍等等。这些社会问题都是制约大健康产业发展的关键问题。

纵观历史，任何一个产业的发展都是为了解决某些社会问题的，而这些社会问题的解决必然与多个社会部门相关联，这些部门的参与和贡献，帮助或制约着大健康产业的发展。谁来整合这些相关资源，为大众提供服务呢？医务（健康）社会工作者在这个领域是专业人士，专业的社会资源整合能力使这个角色发挥着重要作用。

提升全民医疗素养，缩小国民医疗差距。这是医务（健康）社会工作者的两个重要的工作目标，这恰恰也是大健康产业的重要目标。这两个工作目标是实现习总书记提出"人人健康"理念的关键因素，医务社工的这两个目标也非常符合健康中国论坛提出的"让健康更平等、更安全、更简

---

　　* "健康中国50人论坛"成员，北京春苗慈善基金会理事长，安贞医院主任医师

单"三原则。但是，要想实现这些目标，总理报告中提到的"提升社会治理能力"非常重要，而拥有专业的医务（健康）社会工作者，就是拥有专业社会治理能力的体现。

二、三个主要工作场域

（一）医学人文

在医疗过程中关心患者的感受，予以患者充分的尊重和关爱，这是目前解决中国大健康产业发展过程中出现医患矛盾问题的关键。这就要求医务人员要学会"如何与患者交流"，而患者要学会"就医过程中如何提问"，这两节课都是医务社会工作者必修的课程，这些都在医务社工的能力地图和培养课程中有相关体现（详见表12和表13）。

表12　医务社工能力地图

	初级	中级	高级
专业能力	对不同的健康照护领域的分析与了解 直接服务能力 诊断、方案设计、干预与评估的能力 档案记录与管理的能力 与医疗团队合作的能力	对不同的健康照护领域的分析与了解（进阶） 直接服务能力（进阶） 资源链接的能力 发展专业能力	直接服务能力（高阶） 资源链接的能力（高阶）
拓展能力	对他人需求敏感的能力 团队沟通与合作的能力	压力调试的能力 持续学习与成长的能力	自我觉察与省思的能力 批判性思考的能力

医务社工学会这些课程，还要通过个案、小组及社区的工作方法，运用同理心、优势视角等专业技能，使患者感受到"爱、温暖、亲密关系"，进而实现让医疗更人文化的要求，促使大健康产业良性有序的发展，减少负向事件的发生。

表 13　医务社工培养目标地图

级别	医务社会工作员	医务社会工作师	高级医务社工师
培养目标	掌握医务社会工作与健康照护的专业知识、方法与技能，能够在医疗场域中运用社会工作专业方法为患者及其家属提供专业服务； 熟悉医务社会工作的价值观与伦理守则，能在工作中体现专业形象； 了解医疗保险政策，了解常见疾病的基本信息，包括费用、预后、常见治疗方法与基本治疗过程，能够在医疗团队的指导下为案主提供基础的健康与福利资讯； 了解国内医疗卫生体系，了解医疗机构的设置，了解医务社会工作者在医疗团队中的角色与地位，能够与医疗团队协同工作，为医疗团队提供相关支持	熟悉疾病对案主及家庭的社会心理影响，准确评估其问题与需要，综合运用社会工作专业方法为其提供服务，能够处理各类复杂问题，能够对所开展的服务进行效果评估； 熟悉常见的伦理难题，掌握伦理难题处理流程，能处理工作中遇到的伦理难题； 了解国内外健康照护体系，熟悉医疗保险政策与相关救助资源，能为案主链接各种正式与非正式的健康资源； 参与医疗团队的工作，为医疗团队提供教育、情绪疏导等服务，透过团队化的工作模式，提升人性化的医疗服务质量； 具有一定的管理和团队带领能力，能够指导助理医务社工师开展专业工作，帮助其提高专业工作水平和能力； 具备基础研究知识，能开展基础的行动研究	了解国内外健康照护体系，熟悉医疗保险政策与相关救助资源，能为案主链接各种正式与非正式的健康资源； 熟悉疾病对案主及家庭的社会心理影响，准确评估其问题与需要，综合运用社会工作专业方法为其提供服务，能够处理各类复杂问题，能够对所开展的服务进行效果评估； 具有熟练的管理和团队带领能力，能够指导医务社会工作员开展专业工作，帮助其处理复杂个案并提升专业工作水平和能力； 具备研究能力，能带领团队开展行动研究

（二）医疗资金及医疗资源

因病致贫和因病返贫都反映了资金的需求，但有时就医过程过于冗长和重复，医疗资源缺乏，这也是导致患者经济困难的主要原因。对于专业的医务社工来说，一定要在解决就医资金和资源的方面做大量的努力。在基础需求得到满足的情况下，其他的支持性干预才会达到预期的效果。解决了资金和资源问题，才能使大健康产业快速良性发展。

资金和资源的合理分配和使用，也是大健康产业重要的关注点。避免医疗中的重复检查、过度医疗及分级诊疗不合理等问题，是医务社工专业性的体现，可以极大改善大健康产业的协调和平衡问题。

（三）疾病预防、复杂及伦理道德疾病

这是医务（健康）社会工作的一个核心工作场域，事关患者的生死存亡和疾病愈后。生活质量的提高和寿命的延长，是大健康产业的终极目标。随着人类对自身躯体了解的加深，基因图谱和疾病图谱的研究，我们把更多的精力放在预防领域，疾病预防是大健康产业的重要组成部分，而医务社工的健康教育、小组活动和社区动员，是疾病预防的重要手段。

随着人类对生活质量和舒适度的要求越来越高，微创治疗和疼痛管理等新型医疗技术就越来越有市场，于是康复也就被提上了日程。医学从治疗残疾和疾病，转向了患者功能的恢复。这是医学的进步，这种进步也就伴随着新的医疗伦理道德场景的出现，新的复杂案例的出现。这对医学本身也是一个巨大的挑战，而医务社会工作恰恰是应对这个挑战的主力军。医务社工的社会适应和社会融入能力，使这个角色在大健康产业面临挑战的时候，起到了重要的作用。

三、与大健康产业目标一致，需要共同发展和进步

（一）医务（健康）社会工作的本质

医务社工的本质是助人自助。医务社会工作始终怀着善意的目标，在服务中不断激发案主及社工本身的资源和潜力，制订出适合的方案并执行。每一次医务社工的服务，只要把握好这一原则，就是优秀的医务社会工作，而这一原则也是大健康产业的基础之一。

（二）医务社会工作的意义

衡量一个社会的文明程度，要看人民的合法权益是否得到切实保障。人民最基本的权益是生命健康权，其中健康权是重要组成部分，医务社工服务保障了人民的最基本权利，意义重大。

而另一个衡量文明的标准是社会对弱势群体的态度。医务社工服务帮

助医疗弱势群体得到关爱，使他们感受到来自社会的温暖和支持。

从上述两点来看，医务社会工作的重大意义是提升了中国社会的文明程度。所以医务社会工作者是推动社会进步的重要力量，他们通过自己的专业工作，将大健康产业的红利真正普及到人民大众。医务（健康）社会工作与大健康产业目标一致，必须共同发展和进步。

四、总结

我是中国"2018年度中国十大社工人物"之一，也是中国社会工作联合会医务社会工作专业委员会常务副主任。我在专委会中的主要工作是组织专家团队编写《中国医务社会工作行业标准指南》。2019年受国家卫生健康委员会党校的委托，在全国6个省市为三甲医院的负责人做医务社会工作的巡讲，涉及上百家医院，有上千名医疗负责人参与。之所以能得到如此重要的工作，是因为我们引入了国际上医务（健康）社会工作的先进理念，在2010年到2020年的十年内，完成了医务社工对21000余名贫困和有需求家庭的帮助，其中总结归纳的6本医务社工手册，给一线社工予以极大的支持分别是，医务社工的救助手册、出院安置手册、罕见病手册、心理疏导手册、老年医务社工服务手册、志愿者服务及管理手册，这些手册是由我们直接服务的2万余例案例的经验汇聚而成，为中国医务（健康）社会工作的开展提供了坚实有力的支持，也为我们中国医务（健康）社会工作者提供了理论和实践的武器，我相信对于中国的健康产业的发展一定会有巨大帮助。

我也希望能够和中国200多所大学中的社工系合作，培养更多的专业医务（健康）社会工作者。也希望给目前120万取得国家社工师资格证书的社会工作者赋能，把他们变为专业的医务（健康）社会工作者。为此我们准备了很多培训方案和课程，希望通过专业的医务社会工作者的培养，来推动中国大健康产业的发展。

康养概念的内涵及政策
导向下的产业发展趋势

何　莽[*]　彭　菲[**]　马益鹏[***]

康养一方面关乎人的需求与幸福感，另一方面与产业经济发展密切相关。然而，目前人们对康养概念的界定尚不明晰，健康、养生、养老的产业内涵和逐渐形成的医养、康养等产业边界开始趋于模糊。本文从康养概念的内涵阐释入手，从生命长度、生命丰度、生命自由度三个维度出发对康养概念进行解读。

从概念溯源上看，康养一词能够更好地体现中国人受到传统养生文化、西方医疗健康理念和养老制度保障影响后的融合发展。在时代发展和国家政策引导下，我国康养产业发展逐步走向医养康养、文旅康养协同发展，而实现康养产业的可持续发展，未来我国还需加强品质消费、产业链发展、产品创新、活化资本、智慧康养等方面的发展。

近年来，"康养"一词开始出现，并受到业界和学术界的广泛关注，起初主要应用于以康复性景观和养生资源开发为导向的旅游发展中，如森林公园开发、气候资源利用等。党的十九届四中全会《决定》指出，"加快建设医养康养相结合的养老服务体系"，意味着进一步将"康养"写入国家顶层设计并纳入养老服务体系建设中。然而，目前人们对康养概念的

　　* "健康中国50人论坛"成员，中山大学旅游学院副院长
　　** 哲学博士，中山大学旅游学院博士后
　　*** 中山大学旅游学院硕士研究生

界定莫衷一是，业界对"康养"的解读往往限于对康养旅游的概念理解，学界也尚未建立起较为系统的康养概念体系。康养概念不明晰，使得相关部门在推进康养结合工作中遭遇诸多阻碍。因此，目前学界亟需对康养概念进行明确的系统阐释，以利于康养概念的认同与推广。

本文认为，"康养"概念链接的两端一方面关乎人的需求与幸福感，另一方面与产业经济发展密切相关，它能够在一定程度上统摄健康、养生、养老体系建设，在如何建设、谁来服务、服务什么、如何协同等问题上明确发展方向，不仅有利于传统健康、养老模式向产业化、体系化发展，还能够满足人们对产业市场细分化、服务内容专业化、体验产品多样化等方面的消费需求。因此，本文主要目标在于通过对康养概念的内涵式解读和康养概念溯源，明确康养的概念与边界，并为新时代下如何通过康养产业发展促进经济增长、绿色生态保护、满足民众康养需求提出建议。

一、康养的内涵解读

（一）康养的概念辨析

康养概念并非古已有之，而是随着中国近二十年来城市转型与康养产业发展提出的新兴概念。在我国，康养一词最先出现在康养旅游研究中，早在 2004 年，刘丽勤提出将康养养生作为森林生态旅游发展的附属功能。2007 年，王赵对康养旅游进行初步界定，认为其是健康旅游与养生旅游的统称，是在自然、人文、文化环境基础上，通过休闲、康体等形式达到强身健体、修身养性、延年益寿等目的的旅游活动。在政府层面，2013 年，攀枝花政府率先提出创建阳光康养旅游城市，2016 年 1 月，国家旅游局（现国家文化与国家旅游部）正式颁布《国家康养旅游示范基地》标准，将康养旅游定义："指通过养颜健体、营养膳食、修心养性、关爱环境等各种手段，使人在身体、心智和精神上都达到自然和谐的优良状态的各种旅游活动的总和。"

自 2016 年起，国内康养研究开始受到重视，主要集中在森林康养、区域康养产业发展、康养特色小镇等研究领域，近年来在康养服务、智慧康养、医药康养等领域有所突破。康养概念更具有包容性，它是"结合外部环境以改善人的身体和心智并使其不断趋于最佳状态的行为活动"，结合康养定义可将其分为三个要素，其内核包括康养环境、康养活动、康养目的。其中，康养环境指优渥的自然环境、完善的设施环境、良好的康养文化氛围等，这是进行康养活动和发展康养产业的基础条件；康养活动主要是在温泉、森林、医疗设施等环境基础上，通过休闲、旅游、文体、医疗、复健等方式进行活动；康养目的是通过一系列康养活动达到促进个人身心健康的状态，如强身健体、心理调节、修身养性、延年益寿等。根据以上论述，笔者提出来康养概念内涵结构图（见图12）。

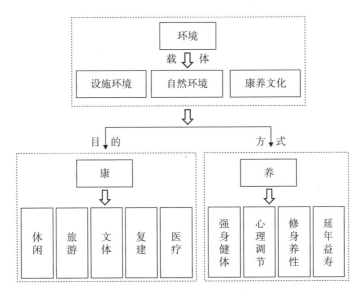

图12　康养概念内涵

（二）康养概念的维度

康养一词可以覆盖人的全生命周期，人们可以依据自身年龄阶段和身心状态在康养体系中找到自己特定的位置。从康养的核心功能视角来看，康养具有三维结构：①康养长度：基于全生命周期理念的生命长度，即康养贯穿孕、幼、少、青、壮、老整个生命阶段过程；②康养丰度：以身、心、灵三位一体的生命丰度，即实现从身体、心理到精神的全方位养护与提升；③康养自由度：体现生活质量（QOL）的生命自由度，注重个体生活的积极性、主动性与能动性。

1. 康养长度

康养是贯穿人一生、涵盖不同年龄段人群需求的连续性、系统性的行为过程。从养护对象的生命周期来看，人的一生要经历孕、幼、少、青、壮、老等不同阶段，每个阶段的康养需求不同，由此衍生出不同的康养产业发展模式，其中养老产业是布局重点，孕幼、医美行业成新起之秀，不同阶段的康养产品也向多元化、大众化、共享化发展。

2. 康养丰度

在国外研究中，与康养最相近的英文概念是 Wellness（台湾学者将其翻译成安康）。美国医生 Dunn 认为健康应包含整体的幸福感，它由个体的身（Body）、心（Mind）、灵（Spirit）及其所生存的环境所组成。我国古代养生观也将养生分为三个维度，即养身、养心和养神。古人的养生方式讲究和谐，具体包括两层意思，一是通过身与心的平衡，达到形神共养，在具体实践上，可分为养身、养心、养神等方式；二是通过内外兼修达到天人合一的境界，对内获得内心的自我支持，对外借助鬼神信仰，给予信念上的支撑。

3. 康养自由度

康养的自由度主要体现在为了提高生活质量，使人们在健康、参与和保障中尽可能发挥至最大效应，体现了追求精神健康享受的权利。"治未病"是实现康养自由度的重要前提，它提倡及时对身体功能失调或疾病的前兆进行调理和干预，使个体从生活方式出发，对个人饮食、作息、运动习惯进行积极的健康管理和检测。摆脱疾病之约是康养自由度的重要体现。

二、康养概念溯源

养生理念与实践深深根植于区域传统文化中，文化对人们的健康观念、疾病认知、康复方式及信念产生重要影响。早在公元前一千年前，《尚书·洪范》记载了周武王与箕子讨论的"五福"："一曰寿，二曰富，三曰康宁，四曰攸好德，五曰考终命。"体现了古人从健康、财富、心态、德性、天命角度对人生幸福的理解，其中更包含了对健康、养生、养老的理念诠释，这些理念对后世康养观的形成与发展产生重要影响。

（一）"天人合一"的整体观

在古人传统养生理念中，往往通过"内修于心、外练于形"达到"天人合一""形神共养"的境界。所谓内修，即通过"知足常乐""清心寡欲"以获得内心的自我支持，实乃"知恬逸自足者，为得安乐本"（《尊生八笺》）"养心莫善于寡欲"（《养生四要》）。除了内修之外，古人还借助外在力量达到康体养生的目的，如敬鬼神、祈福寿、五禽戏运动、炼丹、食疗等。

（二）"儒释道"三教养生观

儒、释、道思想在"节情寡欲""以静为主"等理念上达成共识，但在如何养心、养身、养神上，逐渐形成有各自特色的养生体系，对后代养生文化和生活方式产生重要影响。①儒家养生思想主要体现在两方面：一是重"敬与德""大德必得其寿"，体现养老道义上的至善性，对后世慈孝敬老文化与赡养老人观念产生重要影响；二是以中庸养生为道，节情寡欲、动静结合。②道家养生理念同样注重"见素抱朴，少私寡欲"的颐养方式，但更强调与自然合一的"顺时养生"方式，同时采用炼丹和练气理论与方法，逐渐形成道家特有的养生方术，以守一、内丹、房中术、符箓等最为系统。道家在求生养生过程中做了大量尝试，如节气养生、医食同源、气功太极等对后世养生实践影响深远。③佛家养生讲究"戒以修身、定以修心"，因其养生观念往往以宗教形式传达于众，故衍生出借助宗教信仰活动进行的祈寿、祈福等行为。

由此可见，我国儒家养生重养神，道家养生重养形，佛教重养心，人活于世，时刻受到外在环境的影响，只有能动地适应外在环境变化，保持机体机能和情绪的稳定，才能延缓衰老和避免疾病的发生，也就是在调养中注重与他人、自然环境、自我内心的和谐统一，即达到"形神共养"的境界。

（三）"治未病"与中医疾病观

如巴甫洛夫所说，"有了人类，就有医疗活动"。我国中医理论是在儒道文化浸润下凝练出的生存智慧，它吸取了道家阴阳交合的生命起源观，在社会心理根源又保有儒家文化中居安思危的忧患意识，亦是民众在日常生活中与疾病做斗争的经验积累。在中医的疾病观中，将疾病分为"未病""欲病""已病"三种状态，其核心精髓是"不治已病治未病"。早在《黄帝内经》就提出了"上工治未病"的预防思想，《素问·四气调神大论》更是明确指出："圣人不治已病治未病，不治已乱治未乱……"受"天人合一""阴阳平衡"的整体系统观影响，中医学认为人自身是一个有机整体，与外界也处于信息和能量交换中，人体内外阴阳调和，才能够达到"邪不能害"的"平"的状态。

总之，康养一词是在中国古代哲学和中医基本理论基础上逐渐演化而来，底蕴深厚而博大精深，不仅糅合了儒、释、道及诸子百家思想精华，还汇聚了我国历代劳动人民防病健身的众多方法，是现代健康、养生理念的源泉。它能够更好地体现中国人受到传统养生文化、地方养生特色和西方医疗健康理念的影响。康养概念的出现，能够在传统养身、养心、养神的理论下，融合了当代自然科学、人文科学和社会科学等诸多因素，呈现出新的养生方式，它将预防和康复都纳入到康养体系中来，促进国民健康观念由"治已病"向"治未病"方向转变。

三、康养产业发展政策与模式

新时代下，我国政策在顶层设计上从养老体系、健康服务、旅游消费分离，逐步走向医养康养、文旅康养协同发展，从长远角度来看，我国未来康养产业发展可以从高端消费、产业链发展、产品创新、活化资本、智慧康养五个方面获得更多的发展潜力。

（一）康养政策发展：从"医养结合"模式到"医养康养"模式

改革开放以来，我国在养老、健康、康养等相关政策上持续发力，现有的医养康养体系建设主要可分为三个阶段：以养老服务保障为先行、健康中国促进为发力点、医养康养发展为促进。与此同时，在探索具有中国特色的健康养老体系建设中经历了三个转型：一是，从服务保障体系建设到引领消费服务升级；二是，从医疗治疗转向突出"治未病"理念；三是从多个政府部门牵头推进到各部门间协同合作。

1. 养老服务体系建设

自 2011 年起，我国开始以向老年人提供制度性保障为目标，持续推进社会养老服务体系建设，在放宽市场准入、完善养老服务保障上不断努力，同时探索医疗卫生与养老服务的有效衔接，突出具有中国特色的中医药资源开发与利用。至 2019 年，基本形成以"居家为基础、社区为依托、机构为补充、医养相结合"的养老服务体系，为有效满足老年人多样化、多层次的养老服务需求提供基本的物质保障。

2. 健康中国行动

自 2016 年起，中共中央、国务院印发并实施《"健康中国 2030"规划纲要》，为我国卫生健康事业长远发展进行战略部署。健康中国战略的持续推进，意味着我国将建立以健康为目的、覆盖"预防—治疗—康复"全生命周期的健康服务体系。一方面，它将预防和康复都纳入到体系中来，健康促进由"治已病"向"治未病"方向转变；另一方面，从部分群体的"适当医疗"与卫生体系保障向全民"健康优化"的健康福利方向转变，让广大人民群众享有公平可及、系统连续的健康服务，将康养对象扩大到对个体全生命周期、健康全过程的养护。

3. 引领康养消费

在养老服务体系建设和健康中国战略的影响下，我国相继出台《关于进一步扩大旅游文化体育健康养老教育培训等领域消费的意见》（2016）、

《关于促进森林康养产业发展的意见》（2019）等相关政策，进一步整合旅游、文化、健康、养老等要素，形成"文旅康养"的产业融合，在促进民众身心健康的同时，充分激发市场活力和社会创造力，引领民众实现消费升级。

然而，由于目前"医""养""康"分属不同专业领域，相应的政策出台和公共资源配置也归于国家卫生健康委、民政部、文化旅游部等不同部门，因此未来康养产业体系的发展要将国家发展改革委、财政部、教育部等各多部门纳入体系建设之中，并在各部门间建立协同合作机制，如目前我国已成立健康中国行动推进委员会，以及由民政部等21部门组成的养老服务部际联席会议制度，有利于我国相关政策出台和统一部署，促使各部门形成合力共促我国康养事业发展。

（二）康养产业发展模式

此处对康养产业划分以《"健康中国2030"规划纲要》和各细分领域政策文件提出的重点任务为指导，以《国民经济行业分类》《健康服务业分类（试行）》《健康产业统计分类（2019）》为参照标准，依照我国对国民经济三大产业的划分和康养产品与服务在生产过程中所投入生产要素类型的不同，可将康养产业分为以生态农业和健康食品为核心的康养农业，以器械、设备、制药为主的康养制造业，以健康、养生、养老服务为内核的康养服务业。在此基础上，依据我国地方康养产业发展现状可进一步将现有康养产业内核分为四个方向。

资源依托型康养产业：即依托良好的生态环境和气候条件，将阳光、森林、中医药、温泉等有益于人身心健康的康养资源与产业发展相结合，形成具有一定规模的产业集群，通常此类康养产业发展对资源依赖性较高，适用于远离城市污染的相对偏远地区，很多康养产品带有地方特色形成独特的地域优势，如长白山人参、巴马黑猪肉等。我国典型的资源依托型康养产业发展包括森林康养、温泉康养、康养农业等。

技术支撑型康养产业：包括以基因测序、生物医药、医疗设备制造等为核心的医疗健康产业，以物联网、人工智能为主力的健康科技与数据应用产业，以及新材料、新技术为动力的装备制造产业等，将进一步推动康养产业向高端技术普及、智慧生活应用方向发展，以提高人们生活质量。代表康养产业有生物医药、医疗器械与装备、智慧康养等。

资本进入型康养产业：养老服务产业是我国近年来发展较快的康养产业类型，除了国家基本养老保障之外，民间资本主要以养老地产布局、医养康养综合体打造、保险注入与养老社区升级等形式进入康养产业，就目前发展阶段来看，大型国企、房企、险企具有较强的经济实力和风险承担能力，故而能够快速切入并引领国内康养产业发展。而康养产业与房地产等行业的创新融合，适应广大民众的康养消费需求，可大力推进养生旅游地产、养老康复地产、康养民宿和康养民居等产业板块发展，形成完备的康养房地产业的发展体系。可见，其重点发展领域为健康与养老保险、养老地产等。

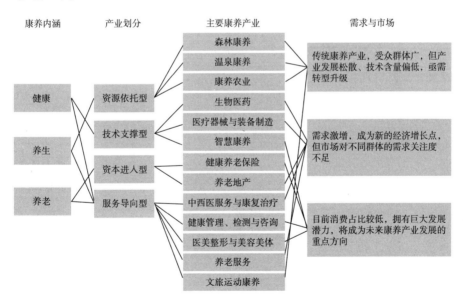

图 13　康养产业及其划分

服务导向型康养产业：以知识文化作为生产力、服务为主要输出形式，为客群提供健康事务、健康管理等咨询服务，健康检测、医疗卫生等防治服务，养老看护、养老保险等照护服务，以及复合型康养服务人才教育与培养。具体产业内容包括医疗服务、养老服务、健康管理与咨询、美容美体等，以及康养旅游、休闲体育等产业发展。

四、新时代发展建议

从产业发展角度来看，对康养概念的理解，应该放在大健康、大康养的国家宏观背景中进行探索新兴产业的发展走向。

（一）品质消费为导向

随着新时代经济持续增长和人们康养观念的普遍提升，人们对于康养的需求将趋于高端化、定制化和个性化，预示着中国将有广阔的康养产业市场。目前康养消费高端化已初露端倪，如月子中心等妇幼健康护理场所、会员制养老与高端养老社区、国际化高端医疗综合体、高端康复器械制造、富硒绿色健康食品等。然而，我国目前康养高端消费市场多被国际品牌或大型国有企业占据，大部分康养产品处于中低端水平，需要培育康养产业龙头企业，推动康养资源与高端市场对接，在注重高端化打造的同时也要注意合理化。

（二）整合产业链发展

目前我国大部分地区康养产业开发仍处于初级探索阶段，对康养产业的认知与利用主要停留在资源开发上，健康、养生、养老等产业链未能形成有效整合，康养产品设计上也未能充分考虑消费者核心诉求，出现同质化趋势。随着政策、资本、科技等诸多要素的持续注入与完善，康养产业将走向链条化发展并与周边产业形成有效互动。一方面，文旅休闲、医养服务等产业发展为康养产业发展奠定了坚实的产业根基，另一方面，康养产业的崛起能够有效带动其他产业进行转型升级。从目前发展来看，康养产业的发展已经不再局限于医疗、养老等单一产业板块，开始向体育、旅游、金融、中医药等细分领域纵深发展，并逐渐形成一体化的服务模式。

（三）活化资本利用

随着国家政策的不断推进，康养产业的融合与对接，越来越多的企业开始进军康养产业，不断探索康养产业开发建设的新模式，如靶向中医药研发、基因检测、智能穿戴等前沿领域，房企联合保险资本向养老方向扩张，"物联网＋大数据"等高效健康管理平台打造，在我国已初步形成千亿级康养驱动的蓝海市场。特别是在后疫情时代的影响下，民众健康与养老服务需求将加速释放，进而为区域康养产业发展提供更广阔的发展空间。而庞大的人群基数和需求与现有公共资源及健康养老资源短缺之间的矛盾关系，势必带来康养产业不断变革和新康养产品及模式的出现。这种模式的变化将率先在养老产业中出现，随之而来的"精准医疗""森林康养""康养小镇""移动医疗"等都是在新时期、新的市场需求下衍生的康养产品。

（四）康养应同时具备产业性质和事业性质

自2015年起，国家在养老服务行业相继落实加大开放性金融支持、放宽市场准入等政策，进一步刺激了社会资本进入康养产业的动能。就目前发展阶段来看，大型国企、房企、险企具有较强的经济实力和风险承担能力，故而能够快速切入并引领国内康养产业发展。我国民间资本主要以养老地产布局、医养康养综合体打造、保险注入与养老社区升级等形式进入康养产业，其中康养产业与房地产等行业的创新融合，适应广大民众的康养消费需求，可大力推进养生旅游地产、养老康复地产、康养民宿和康养民居等产业板块发展，形成完备的康养房地产业的发展体系。

（五）智慧康养发展

随着科技、互联网产业的融合创新得到快速发展，未来康养产业发展中的人工智能和大数据应用是大势所趋。技术的目标应该是通过促进和支持居民的日常活动与社会化，来提高人们生活质量，人工智能的推广与应用在未来能够大大提高便利性、自主性和幸福感。与此同时，未来在康养大数据领域，将全面深化健康大数据应用，发展健康大数据新业态，促进大数据支撑下的健康维护、健康保障、健康产业三大体系融合发展。以医疗服务业为例，随着支持社会资本参与医疗体制改革和参与投资医疗行业等相关政策的出台，大量民间资本进入医疗产业，尤其是网络医疗服务模块。如2015年，中国首家互联网医院在浙江乌镇开业，在全国范围内提供以复诊为核心的在线诊疗服务。

第七部分

政策建议

健康中国发展攻略下，医疗、医保、医养协同与社保、商保协作的路径与建议

杨燕绥[*]

2019 年，我国人均 GDP 达到 1 万美元，国民消费增长点在卫生医疗和健康管理领域，已实现健康 + 长寿的目标。2020 年 3 月 5 日，党中央、国务院发布了《深化医疗保障制度改革意见》，提出总体思路和发展目标，要求坚持系统集成、协同高效，增强医保、医疗、医药联动改革的整体性、系统性，保障群众获得高质量、有效率、能负担的医药服务和医养服务。这需要政府主导、统一规划、政策联动、整体推进，以健康为中心，基于"可及、安全、可支付"的铁三角价值链进行资源配置，实现医保、医疗、医养协同与社保、商保协作的一体化发展。本文提出四大策略、十五项工作和三十三个具体措施，如下。

一、打造优质高效的医疗卫生服务体系

优质需分工、高效必整合，人力资源垂直管理、医疗资源地方共享。在宏观上，按照国民健康长寿的消费需求进行分工，即健康管理、疾病预防、社区首诊和急诊、慢性病管理、住院、医疗康复、长期护理、临终医院以及对检验、消毒等相关医疗资源的需求，由此决定社区全科、地方专科和大区专家的分工。在微观上，依照医疗伦理，实现急慢分治、分级诊

---

* "健康中国 50 人论坛"成员，清华大学教授，清华大学医疗服务治理研究中心课题组负责人

疗、分类医护和整合式服务，满足患者需求。具体措施：

（一）促进家庭医生团队建设和签约服务，培育明星家庭医生带动行业发展

家庭医生与私人律师是全面实现小康社会之后的消费需求，对供给侧改革提出了挑战。具体措施：

1. 家庭医生实施 1 + X = 3 的团队工作模式

借鉴罗湖经验，以一位全科医生为主为居民提供签约服务，需要聘请一位医疗社工协助工作（全职）；根据居民健康状况和慢病管理需求可以聘请药剂师、康复师、护理师、中医师等 X 人参与服务（部分工作时间）；组合一位公共卫生医师，提供基本公共卫生（含疾病预防）、基本医疗首诊和慢病管理、健康档案管理和健康促进 3 项服务。

2. 改善家庭医生待遇

在财政部和卫生健康委员会支付基本工资和签约人头费的基础上，发挥基本医疗保险的战略购买作用，支付家庭医生续约奖励金，鼓励连续签约促进慢性病管理和健康管理成效。发挥商业健康保险的补充作用，如成都市高新区华西妇儿联盟的家庭医生互助计划，嵌入商业健康保险的互助保险计划和补偿机制后，中心医院赋能基层儿科的 50 种常见病的培训和儿科资质管理，提高了社会医院和家庭医生的首诊能力，开通了绿色转诊通道，2019 年的转诊率仅为 1.2%。大力培育明星家庭医生，年收入水平等于或者高于当地二级医院内科医生水平，发挥其促进行业发展的标杆作用。

（二）大力发展社区医疗，促进普通门诊下基层，实现以患者为中心的全科专科对接

全科在基层、专科在三甲的分级诊疗是分裂医疗，不符合国民医护需求。国家卫生健康委员会办公厅发布的《社区医院基本标准》具有拨乱反正的意义。具体措施有：①大力发展社区医院。尽快将现有社区卫生服务机构和乡镇卫生院升级为社区医院，配置床位和设备，加速普通门诊下基

层，以患者为中心实现全科专科协作。社区医疗采用适宜药物、适宜技术、适宜设备，包括一级医院、二级医院、康复医院、中医院、临终医院等。配置包括全科诊室、专科诊室、50～200 张床位及其相关设施。借鉴杭州市的经验，街道乡镇政府举办社区医院，能够保证城市居民步行 15 分钟、农村居民出行 20 分钟见到 1 个诊所，还需要有网络医院做补充。②鼓励和规范紧密型基层医疗联合体。实行一个法人制度，设置院办院管的诊所和公共卫生服务站，非院办的医疗资源实行共享互认，普通门诊进入社区，解决 80% 以上的常见病治疗、慢性病、特殊病和医疗康复，乃至长期护理等服务需求。

（三）端正城市政府站位和大型医院定位，提高三级医院服务质量和发挥赋能基层的龙头效应

城市设置三级医院的意义是接诊重症、培养人才和赋能基层，大小通吃、虹吸患者的做法与自身价值背道而驰，应该引起市政府的关注，协调相关部门制订限期改革方案和开展第三方评价。具体措施有：①强化城市卫生医疗规划的权威性。根据国家卫生法的规范，合理规划城市医疗机构定位与布局，纳入政府绩效管理目标和问责制，确保各类医疗机构健康发展，禁止任何医疗机构野生式成长。②改革财政预算和医保基金支付方式。对于需要特病单议的重症医生组，试行 DIP（大数据 DRG）绩效管理与合理超支分担的风险补偿政策，避免推诿重症患者。对于可入组的常见疾病组，实行 CHS–DRG 绩效管理、均值定价、点值付费和结余留用的补偿政策，在医疗机构建立质控费的竞争机制。③鼓励和规范城市发展专科医生联盟。三级医疗机构根据自己优势与社区医疗机构建立松散型专科医疗联盟，探索医保支付政策、引入商业保险的补偿机制，为社区医疗机构赋能；或者与社区医疗机构和家庭医生团队组成紧密型医疗联合体，将普通门诊设在社区医院，社区医院管理家庭医生。

（四）补短板、完善分类医护体系

为满足居民生命周期的健康促进需求，供给侧改革的路径是完善分类

医护体系。具体措施：①大力发展康复医院和康复科室。确保结束急性康复期的未愈患者及时得到专业康复，以恢复健康和劳动与生活能力，减少在三级医院的压床情况，有效利用医疗资源和节省医保资金。可以借鉴美国综合性老残健康照护计划（PACE）的服务模式，如中国青松护理集团与院内治疗对接提供院外康复护理服务进入社会和家庭。以精神科为例，急性发作期在医院治疗和住院；缓和期和恢复期可以居家生活，在社区提供日间康复照护；有条件的晚间回家居住，没有条件的住进长期护理机构。②快速发展临终医院提供临终护理服务。在临终医院有家属和社工、护工的陪伴，以减少身心痛苦和恐惧。医保支付疼痛管理的医药费用，减少在医院急诊、重症的压床和资源浪费问题。长期护理保险支付陪护费用，减轻家庭负担，确保临终老人的安宁和体面。

（五）强基层、建机制，完善公共卫生和疾控体系

城市化和人员流动决定病毒进入人类的社会生活，"一防、二控、三救治"的体系建设是城市发展的重要组成部分。具体措施有：①夯实基层防控基础。公共卫生医师进入家庭医生团队、社区医院设置公共卫生服务科、综合医院设置公共卫生服务部，每个城市要建设好一家或者几家具有传染病救治能力和韧性的综合医院，做到防治结合、平战结合。②打造城市应急系统。与城市疾控中心实现数据共享与交换。构建一个基于数据仓库、以 GIS 为应急响应支持平台，能统一管理信息，可与其他电子政务系统互联互通的城市公共卫生安全应急管理系统，完善公共卫生重大风险研判、评估、决策、防控协同机制，全面提升疾病预防控制能力。

二、实现医保医药高质量的协同发展

制定深化医保四个机制和两个支撑改革的十四五规划，支持急慢分治、分级诊疗、分类医护和整合型服务体系建设，提高医保基金使用效率，实现医保基金支出的合理分布，打造医保基金长期收支平衡的治理机

制。具体措施如下：

（一）职工医保个账改革，建立门诊统筹基金，提高慢性病和特殊性的保障水平

在人口老龄化和慢性病高发的社会背景下，职工医保个人账户的门诊费用支付能力不足。贯彻《意见》关于"改革职工基本医疗保险个人账户，建立健全门诊共济保障机制"的要求，根据国家医保局的指导意见，积极探索职工医保个人账户权益置换方案。具体措施：

1. 建立门诊统筹和社区统筹基金

从职工医保个人账户划出的企业缴费，用于建立门诊统筹特别是社区统筹基金，健全定点机构与协议管理。在现有"门诊慢特病病重待遇认定"的基础上，建立门诊统筹医保基金支出预测模型和绩效评估模型（率先完成评估报告）。探索门诊支付的三个目录、分担比例，引入第三方专业机构，联合共建慢特病大数据和精细化管理系统，确保职工基本医疗保险门诊统筹制度顺利推进。

2. 引导普通门诊下基层

为激励居民与家庭医生团队签约续约，建议在现行重点人群签约服务费医保报销部分按 60 元/人预算政策基础上，建立续约和代际续约的奖励机制。按照续约年限对家庭医生进行累进奖励；同一家庭 2 代人和 3 代人与同一个家庭医生团队续约的，按照签约家庭数奖励家庭医生。提高慢特病管理的可及性和医患信任。

3. 引导职工个账资金用于家庭互济

职工用医保个人账户资金支付家庭医生服务费用、为被供养的家庭成员支付基本医疗保险自付部分的费用，有利于改变中国职工医保和居民医保分离的局面，回归职工供养家庭的功能。有条件的地区可以探索职工医保个人账户移出部分资金购买长期护理保险。

（二）高标准建设智能医保以提高治理水平现代化

智能医保是解决医保医药间信息不对称的必由之路，具体措施：

1. 高标准建设智能医保知识库

建立和发展"医生需要、医院欢迎、医保信任、患者受益"的循证医学、科学用药、医保政策的三个知识库，相辅相成缺一不可，要识别和防范急功近利的假冒公司干扰智能医保建设。要实现事前指导与提示、事中监督与改进、事后追溯与评估的功能，对医疗机构历史和当前海量医保数据提取挖掘，进行多维度的深度分析，可具体到科室、医生和患者，提高DRG分组质量和点数计算的科学性，支持医保制订购买医药服务的战略。

2. 一体化建设智能医保信息系统

智能审核监控医保基金运行、医保基金运行绩效评估、定点医疗机构绩效评价、医保利益相关人信用评价、医保公共服务系统的信息化、标准化和智能化是系统工程，需要顶层设计、统一建设，不允许碎片化建设和分割外包。

3. 联合共建智能医保管理平台

政府具备公共选择能力，不具有医疗循证和用药科学管理的专业能力，要与具有资质和知识库建设能力的第三方专业机构建立长期合作与联合共建协议，包括人财物预算和补偿机制，要避免碎片化、低效率的操作。做好国家医保局的顶层设计、打造省医保局的操作平台，走集约化的系统建设道路。可以鼓励具有医保综合治理基础的地市先走一步，培育典型案例，如东莞市低费率的基金平衡机制、金华市综合治理与点数分值支付、柳州市住院门诊精细化管理等。对于暂时不具备综合治理能力和财政支付能力的地市，待时机成熟时对接省级平台即可，适度保留地市的独立发展空间。

（三）完善复合型支付方式，引导医疗资源合理配置，实现战略购买目标

医保基金战略购买，即指医保基金支出分布和支付方式对国家优质高效医药服务体系建设的引导性、激励性和一致性。《意见》要求，加强基金中长期精算，构建收支平衡机制，健全基金运行风险评估、预警机制。

日照市医疗保障治理机制包括建立宏观调控医保基金支出合理增长、中观医保基金支付引导与长效平衡、微观提高医护机构质控费管理能力的治理机制。具体措施：

按照临床规律完善四大支付政策。针对全科医生实行人头预算管理、门诊慢特病种管理，结余留用和绩效考核奖励的支付政策；将符合条件的医药机构纳入医保协议管理范围，支持"互联网＋医疗"等新服务模式发展。针对普通专科和临床路径清晰的疾病，按照疾病诊断分组（DRG）实施点数法和结余留用的支付政策；针对接诊疑难危症的专家，实施存在即合理的大数据分组（DIP）与合理超支分担的支付政策；针对特殊病种，如精神分类、医疗康复等实施单病种项目付费、床日付费的支付政策。基于智能医保做好医保基金近期和中期收支预测，建立和完善医保基金预付制度（PPS），支持医药机构制定发展规划和财务预算管理。

（四）以智能医保为基础建立三维医保基金监督机制

医保智能审核、医疗服务协议管理（合作与制约）和医保行政监督（法治保障）是实现医疗保险基金使用全程监管的三个环节。具体措施：

1. 医保智能审核进入医护工作站

打造医患自律环境，是医保基金监督的重要基础。

2. 建立医疗服务协议管理台账和信息系统

助力医保医药合作与相互制约，在医药机构源头完善监督机制，实施医保医师药师制度，相关医师、药剂师、护理师的名单作为定点机构医药服务协议的附件，经本人签字后与协议具有同等约束力。

3. 建立健全行政监督和社会监督机制

完善行政执法机构、流程和信息系统，有效抑制骗保行为、严惩骗保事件，确保医疗保险基金安全运行与规范使用。

三、培育医养结合的分类医护体系和制度安排

分类医护的供给体系、需求分类的养老设施和医保分类支付，是实现

居家养老的系统工程。

（一）完善分类医护服务体系支持居家养老

社区医护体系和城市急救系统是医养结合的医养条件和基础设施。具体措施：

1. 为低龄老人提供居家养老的社区医疗

低龄老人以75岁以下为主，绝大部分具备生活自理能力，在原居住小区居家养老，即以养代医。实现居家养老的医养配套措施包括签约服务的家庭医生和社区医院，实现就医的可及性和慢性病管理的安全性。伴随基本医疗保险门诊统筹的实施，慢性病和特殊病种实行共付制，可以减轻老年人的负担。

2. 为高龄老人提供社区照护和机构照护

高龄老人以76岁以上为主，伴随年龄增长出现失能失智情况的人口占比越来越高，即以医代养。实现居家养老的医养配套措施包括家庭医生、社区医院、康复医院、护理院和临终医院，实现就医的可及性、慢性病和特殊病管理的安全性。高净值和高收入家庭选择进入具有CCRC全程分阶段服务的新型高档养老社区实现居家养老。"三无"老人住进政府举办的养老院。大多数中等收入家庭仍需要在原居住小区实现居家养老，部分失能失智者选择中等收费水平的护理院。总之，对上述基本医护服务设施的依赖程度越来越高。以阿尔茨海默病为例，需要以城市综合医院的精神科为龙头，带领社区医院和院外康复医护团队，共同建设松散型专科医生联盟。在患者急性期需要进医院治疗，在恢复期和维持期可以回到家庭或者社区进行康复治疗和用药指导，或者住进护理院和临终医院。

（二）医保分类支付促进分类医护体系建设

医疗保险基金支付应当区分住院、门诊、医疗康复和临终安宁服务以及长期护理，建立和完善分类管理和分类支付政策。具体措施：

1. 建立医疗康复医院定点服务和协议管理制度

完善康复评估、质量管理和床日控制（15－30－60－90天），实行以床日为主的付费制度，超过康复期未愈者应当进入长期护理，禁止在康复医院压床。建立医疗康复医院定点服务和协议管理制度，完善康复评估、质量管理和床日控制（15－30－60－90天），实行以床日为主的付费制度。制定区分医疗康复与长期护理的标准，超过康复期未愈者应当进入长期护理，禁止在康复医院压床。

2. 建立临终医院或者临终安宁服务科

医保定点服务和协议管理制度，探索和实施临终患者疼痛管理用药和支付政策。临床护理应当纳入长期护理支付范畴。

四、社保与商保一体化发展提高保障水平

《意见》提出，2030年全面建成以基本医疗保险为主体，医疗救助为托底，补充医疗保险、商业健康保险、慈善捐赠、医疗互助共同发展的医疗保障制度体系，待遇保障公平适度，基金运行稳健持续，管理服务优化便捷，医保治理现代化水平显著提升，实现更好保障病有所医的目标。

一体化即指在大目标一致的前提下，多方合作、资源共享、提高效率和多方受益的制度安排。社会医疗保险和商业健康保险是国家多层次医疗保障的组成部分，其边界在于前者属于政府责任的公益项目、后者属于商业性质的营利项目。具体措施包括基本医疗保险支付项目和商业健康保险产品对接，提高保障水平；联合共建管理系统，提高管理服务能力；社会保险经办服务外包商业保险机构经办；举办双方合作的合格计划，分散制度风险。

（一）鼓励参保职工用个人账户余额购买商业保险

鼓励企业用补充医疗保险资金联合商业健康保险和健康管理机构为职工及其家庭成员购买商业健康保险计划和产品；鼓励职工自愿使用医保个人账户历史结余资金购买商业医疗、健康保险产品；研究制订联合销售与经办的管理办法，提高商业保险线上赔付效率，为消费者提供高效、便捷的理赔服务。逐步将医疗新技术、新药品、新器械应用纳入商业健康保险

保障范围，引导商业保险机构开发与癌症筛查、诊断和治疗相关的产品，支持医学创新，服务国家"癌症防治实施方案"。鼓励商业保险机构结合卫生防疫，加大产品创新力度，探索增加新型冠状病毒肺炎等突发传染病保险责任。结合公共卫生防疫实际，积极为医护和疾控人员提供专属保险产品。

（二）引入泰康保险联合共建智慧医保管理平台

加强医疗保障公共服务机构内控机构建设，落实协议管理、费用监控、稽查审核责任。实施跨部门协同监管，积极引入第三方监管力量，强化社会监督。山东省《方案》提出，在推动医保支付方式改革和协助医疗费用监管方面，推广济南、烟台等市做法，运用政府购买服务方式引入商业保险机构稽核服务，推进医疗监管大数据分析系统建设，维护医保基金安全，提高基金使用效能。基于竞争优选机制，与泰康保险集团等订立长期合作协议和预算管理，引入循证医学、药学和医保政策知识库，建立智能监控、疾病分组与支付改革、医保基金运行分析、医药机构绩效评估、医药机构和主要人员信誉管理一体化发展的智慧医保管理系统，提高医保管理的专业性和治理能力。同时，探索商业保险机构与基本医保、医疗救助和医疗机构信息系统实现必要的信息共享的保密规则和信息安全保障措施，提高商业健康保险的风控能力。

（三）完善商业保险经办服务外包的治理机制

推进管办分开，引入竞争机制，在确保医保基金安全和有效监管前提下，以政府购买服务形式，委托有资质商业保险机构参与城乡居民基本医疗保险经办服务、长期护理保险经办服务，完善协议管理、准入退出、绩效考核与补偿机制。

（四）探索社保商保联合举办的合格计划

"鸡蛋不放在一个篮子里"是风险管理的基本措施，借鉴企业年金的经验，政府和商业保险共同建立有法可依、规范商业保险微利空间的合格计划是一种可行的金融创新。具体措施：

1. 建立疫苗接种异常反应补偿双轨制

政府补偿低收入家庭，受种者家庭自愿购买补充保险产品机制，以获得更高赔付水平。引导商业保险机构科学厘定费率，提升疫苗接种不良反应保险普惠性。鼓励疫苗生产企业购买责任保险，对非免疫规划疫苗接种不良反应导致的补偿责任进行保障。

2. 探索建立长期护理保险合格计划

长期护理风险具有不确定性，在未富先老的国情下，应当有不同于西方国家的长期护理服务体系和长期护理保险制度。一要发挥中国土地公有制的优越性，探索和规范政府与市场结合的医养康复 PPP 模式，建立满足中等收入家庭需求的护理服务体系。二要推动政府和商业保险公司联合的长期护理保险合格计划，实行分段付费，社会保险支付第一段费用；商业健康保险支付第二段费用；个人支付剩余费用；政府适度补偿低收入家庭，引导家庭自愿购买商业长期护理保险，实现总费用分担率达到 70% 以上，且可以持续发展。引导商业保险机构科学厘定费率，减免税收、固定计提管理费用 5%～8%，通过扩大规模和降低成本实现营利。

"中医农业"助力乡村振兴和健康中国

章力建[*]

"中医原理技术方法农业应用（中医农业）"是中华民族农耕文化和中医文化的融合传承和创新发展，是中国特色的生态农业，渗透着中国哲学的智慧，意味深远，博大精深，"中医农业"产业发展将对乡村振兴和健康中国做出贡献。

一、"中医农业"理念的传承与发展

"中医农业"是将中医原理技术方法应用于农业领域，用中草药生产"两药"（农药和兽药）保护动植物生长，利用中草药加上天然营养元素的组合搭配生产"两料"（肥料和饲料）促进动植物生长，利用药用植物与其他生物群落之间的相生相克机理调理动植物生长，可以在一定程度上减少化学农药、化学肥料、化学饲料添加剂以及各种抗生素、激素的使用，有利于动植物健康生长、实施病虫害绿色防控。"中医农业"不仅能提高产品的质量，还能增加产品的功能，在食药同源食品、保健食品和特殊医学用途食品开发和应用方面将产生巨大的应用价值，有利于健康中国战略的实施。

"中医农业"是中华民族数千年来勤劳和智慧的结晶，是农耕文化和中医文化的融合传承和创新发展，是中国特色的生态农业。"中医农业"厚积薄发、与时俱进，创新了农业科技和生产方式，给中国特色的农业科

---

[*] "健康中国50人论坛"成员，中国农业科学院原副院长

技体系创新提供了新的、巨大的研发空间。"中医农业"开创了探索人类和全球可持续发展的新领域，为"一带一路"倡议和人类命运共同体建设提供了中国方案。

"中医农业"是在我国农业生产长期发展的基础上产生的综合多重技术手段的组合拳式技术方案。多年来，"中医农业"团队在西南石漠化地区、东部盐碱化地区、西部干旱地区及广阔的草原地区，将"中医农业"植入当地传统农产品生产方式中，形成了"中医农业"技术方法集成思路，在上述地区推广获得大量经验和成果。以这些经验和成果为基础，尤其是以"中医农业"在上述地区"特色种养业"中"食药同源农产品"产业发展方面的不可替代的特殊作用为切入点，推动项目区的社会经济生态协调可持续发展，可以为脱贫攻坚和全面小康做出突出贡献。

二、"中医农业"在农业生产中的运用与实践

2016 年 10 月 20 日，中国农业科学院原副院长章力建研究员等在中国农科院院网"专家观点"发表《发展"中医农业"促进农业可持续发展的思考》一文，首次提出"中医原理技术方法农业应用（中医农业）"理念与基本内容和思路。

"中医农业"与时俱进，厚积薄发，在研发领域进展很快，在生产实践中发挥了重要作用。CNKI 期刊论文搜寻结果显示，有关"中医农业"的论文已有 6000 余篇，涉及内容有"中草药饲料添加剂""中草药应用与养殖""中兽药""植物性农药""中药肥"以及"中医农业"；全国大专院校、科研单位中约有数十万科研人员在进行"中医农业"相关研发项目，并有 100 多万家农业经营主体在农产品生产程序中应用"中医农业"思维和技术方法（种植业，超亿亩、养殖业数量巨大），取得了很好的效果，积累了大量经验和资料，同时，研制和开发了一大批"中医农业"系列投入品。

由于"中医农业"植物源农药均为中药材提取的自然产物，在环境中

会自然代谢，参与能量和物质循环，不会发生农药富集，对环境、人畜、天敌安全，并且自身来源于中药材原料，含有大量微量元素和天然生长调节剂，有助于提高农作物的抗病能力，促进植物健康生长，增加病虫害预防作用。

"中医原理技术方法农业应用"在生产实践中应用主要包括三个方面：一是基于中草药配伍原理生产农药兽药、饲料肥料以及天然调理剂；二是基于中医健康循环理论集成生态循环种养技术模式；三是基于中医相生相克机理，利用生物群落之间交互作用提升农业系统功能。其主要机理为：经"中医农业投入品"处理后的农产品先调理好本身内部机理，再去适应自然环境，以更有效地提高农产品本身质量及健康生长水平。

近年来，"中医农业"各种投入品在生产实践中表现出了显著成效。以其中三种"中医农业"系列投入品为例：2019年，在26个省（市、自治区）相关区域52万亩共34种农产品生产中施用，普遍表现为优质高产、生态安全、色香味全、功能性强、保鲜期长、抗逆性好并且生产成本有所降低等效果。同时，"中医农业"投入品土壤修复剂能使土壤团粒结构、微生物群落和有机质含量得到明显提升。目前，在生产实践中，"中医农业"已形成了效果较好的10种系列投入品。

在市场开发方面，农业生产实验表明，利用中医农业技术生产出来的农产品，具有明确的产品品质区分度。中医农业农产品的概念更容易被消费者所采信。中医农业农产品具备"差异化"特点，有助于打造地方知名农产品品牌。

三、"中医农业"助力乡村振兴和健康中国

中医文化源远流长，在我国农业生产实践中，中医理论方法自然而然应用其中，产生了许多典型案例和良好示范。目前在很多地方，化学药剂的使用给农业生态系统造成了很大破坏，给中医药农药在农业上的应用提供了难得的机会。科学研究表明，利用中草药、微生物等制成的

肥料、农药和饲料，既改善农产品的产地环境，又保障农产品的优质高产，在实施乡村振兴战略中可以发挥其特有的优势，在这广阔的天地里大有可为。

（一）中医农业成为乡村产业发展的重要引擎

研究证明，从多味中草药萃取的生物制剂，不仅可以补充植物生长所需的营养成分和活性物质，而且可以为植物提供全程保健和病虫害的有效防治，可以取代化学农药、化肥的使用，逐步改善土质、水质和生态环境，在水稻、小麦、玉米、蔬菜、果树、茶等农作物生产中应用，取得了明显效果。同时，利用发酵提取技术，萃取中草药物质作为肥料元素，制成生物肥料，既能使玉米、大豆、水稻、小麦显著增产，又可有效提高粮食品质。如2019年，中医农业投入品"99植宝植物营养液系列"在24个省市区域生产实践过程中，在几十种粮食作物、蔬菜和水果中运用，总施用量为55吨，总面积达12万亩，整个种植使用过程不用农药、化肥，实现增产10%～300%以上效果（分作（植）物不同，水果类增产最高超5倍），油料作物产量显著增加；水果类产品甜度显著提高，Vc含量增加；蔬菜作物成本减少，产量和口感却显著提高。

（二）中医农业助力农村生态文明建设优势突出

良好的生态环境是实现乡村振兴战略发展的最大优势，也是广大人民群众的宝贵财富。研究证明，利用中草药、微生物等制成的肥料、农药和饲料，能有效改善农产品的产地环境。一些功能性微生物菌肥能有效促进作物根系发育、改良土壤板结。菌种繁殖过程产生大量的多种活性强的代谢产物，还能与土壤中的农药残留及重金属产生螯合物，使其不被植物所吸收，有利于解决农产品重金属超标问题。再如，农业科研人员已成功研究利用微生物菌肥来减少水稻田里温室气体甲烷的排放。

（三）中医农业促进农业农村可持续发展

一是利用动植物、微生物等生物体或提取物可实现农业的绿色防控。"中医农业"采用的中医药农药来自天然生物体，这些生物体经过千万年逐渐演化形成了自身防御系统，因此中医药农药成分复杂、作用方式多样，不容易产生抗药性，有助于提高动植物的抗病能力，促进动植物生长，增加病虫害预防作用。二是利用生物元素和其他天然元素的组合搭配达到农业动植物的生长调理效果。试验证明，采用复合中药生物饲料，结合动物生长需要，既可解毒排毒，又可均衡营养喂料，效果十分明显。例如在西红柿大棚里，茄科作物非常普遍的早疫病、晚疫病、枯萎病、蓟马均未发现，而且能够剪枝再生。三是利用动植物、微生物等生物群落之间的相生相克机理可促进农业动植物的健康生长。实验证明，茶园采用乔灌草立体种植，可以利用动植物、微生物等生物群落驱虫、杀虫、引虫、吃虫；利用茶叶的吸附性和喜欢适度遮阴特点，种植花香、草香、果香植物为茶叶增香，又可以为茶树适度遮阴，为茶树创造一个适宜的健康的生态环境。

（四）中医农业引领我国未来生态农业方向

我国自20世纪70年代以来，我国生态农业发展方兴未艾，各级各地都进行了不断探索和实践应用，形成了一系列应用模式。目前，立体种养、物能多层次利用、"贸—工—农—加"综合经营、水陆交换的物质循环生态系统、多功能污水自净工程系统等成为生态农业推广应用的主要技术模式。随着中医农业的起步和发展，其技术体系也日臻成熟，主要包括：基于中草药配伍原理生产农药、兽药、饲料、肥料以及天然调理剂；基于中医健康循环理论集成生态循环种养技术模式；基于中医相生相克机理利用生物群落之间交互作用提升农业系统功能等三大技术。中医农业技术体系的广泛应用，能够降低农药、化肥、兽药的使用量，防止环境污染，提高资源循环利用效率，促进农产品质量安全，开发功能性农产品，优化食药同源"大食物"战略格局。因此，中医农业就是具有中国特色的生态农业，是现代生态学原理与中国现阶段农业农村经济发展相结合的产物，是推动我国供给侧结构性改革、加快农业现代化建设的现实路径和理性选择。

四、"中医农业产业发展综合体"的发展

"中医农业产业发展综合体"是集"中医农业特色小镇"和"中医农业综合示范基地"为一体的乡村综合发展模式，目的是通过"中医原理技术方法农业应用（中医农业）"的三产融合及其旅游、观光、养老、康养等产业组成的可持续发展模式，为项目区的社会经济生态协调可持续发展，为乡村振兴和健康中国做贡献。

1. "中医农业特色小镇"都应有四个层面的业态

①基础业态：一般指的是基础的农业（中医农业种、养殖业）和加工业。②中级业态，指的是与消费者有交互体验的业态，包括餐饮、休闲、娱乐、养生、文化体验等。③高级业态，指被品牌化，可以被输出的中医农业产品体验（店）、（专卖）店铺或（特色）产品。④特色业态，指当地独有的，或最知名的业态体系（道地中药材和当地优势中医农业产品）等。四个层面的业态之间互相融合，共同构成"中医农业特色小镇"的产业生态体系。

"中医农业特色小镇"是城镇化与产业的结合方式，既为社会经济生态协调、可持续的发展提供了创新模式，也为人的发展提供了个性化的选择方案。"中医农业特色小镇"在生活上是一个未来社区，围绕高端特色中医农业产业，小镇会聚集一批相关高端人才，并形成一个有生活、有生产、有生态、有特色文化内涵与精神的未来社区。小镇还会因"中医农业"产业、文化、生活的独特性，吸引旅游者的到来。

2. "中医农业综合示范基地"

以目前正在筹建的"全球中医农业种养立体化生产（实验）示范基地"项目为例，即《空中有蜜蜂＋地上有果园＋林下有草禽＋地下有蚯蚓》模式，按"中医原理技术方法农业应用（中医农业）"思维设计项目方案，将申报联合国相关组织和国内相关部门的有关项目支持和帮助。

该"示范基地"三大目标：①构建有中国特色的高效生态农业模式；

②生产食药同源、功能性农产品；③恢复、提升道地中药材、中草药药性。

"中医农业综合示范基地"应包括三个层面的设计内容：①基本层面：用中医技术方法优化农业生产实践（基于中草药配伍原理生产农药兽药、饲料肥料以及天然调理剂）；②中级层面：用中医思维和方法来协调农业生产思路（基于中医相生相克机理，利用生物群落之间交互作用提升农业系统功能）；③高级层面：用"中医整体观"来提升农业生产布局（天人合一、人和自然的和谐相处，以及基于中医健康循环理论集成生态循环种养技术模式）。

该"示范基地"建设基本条件：①生态环境好的区域，选择当地"道地中草药"和优势"功能性农产品"，将生产实践中表现好的"中医农业投入品"作为农药、兽药、肥料、饲料促进生长调节；②生产提高免疫力的"食药同源"或"功能性"农产品，并形成当地优势"食药同源农产品"品牌；③优化和延长产业链、形成效益好和结构合理的产业集群，建立"互联网＋各地（有关大城市）中医农业产品体验店"销售渠道；④形成集林牧结合、高效种植、特色养殖、深度加工为一体，兼具创业创新、科普休闲、科技孵化等功能，一、二、三产业融合，产业链条完整的"中医农业种养立体化生产示范基地"等。

"中医原理技术方法农业应用（中医农业）"是有中国特色的生态农业，"中医农业产业发展综合体"是有中国特色的"乡村振兴"之路，也将为"健康中国"做出应有的贡献。

关于推进健康中国行动的建议

陈　剑[*]　毛雪峰^{**}

一国居民的健康水平，不仅与该国的经济社会发展水平直接相关，也与这个国家的制度文明、社会和谐程度和健康的生活方式密切相关，同时也是一个国家经济和社会发展的重要内容，是治理水平和治理能力的重要体现。

改革开放 40 年来，中国医疗卫生服务体系不断完善，基本公共卫生服务均等化水平不断提高，居民健康状况和营养水平持续改善，疾病预防和控制工作取得了重大成就。中国在健康领域取得的进步和中国居民的健康水平取得了长足进展，应给予高度评价。

联合国开发计划署在《2019 年人类发展报告》指出，中国的人类发展指数从 1990 年的 0.501 跃升至 2018 年的 0.758，增长了近 51.1%，由此跃升到'高人类发展水平国家"。其中，出生时预期奉命是构成人类发展指数的重要指标，也是一个综合反映经济和社会发展水平的重要健康指标。报告显示，从 1990 年至 2018 年，中国人预期寿命从 69 岁提高到 76 岁。按照国家卫生健康委公布的信息，2019 年中国居民人均预期寿命为 77.3 岁，比 2018 年的 76 岁提高了 1 岁多。这体现了中国民生、医疗等诸多领域继续保持较高增长。

改革开放 40 年来，中国经济社会持续发展为全民族健康水平的提升提

---

* "健康中国 50 人论坛"执行主任
** "健康中国 50 人论坛"秘书处工作人员

供了强大支撑。以农村居民为例，经过多年的发展，中国已经建立起了以城乡居民基本医疗保险为主体、城乡居民大病医疗保险和商业医疗保险为补充、医疗救助和健康扶贫政策来托底的农村医疗保障体系。中国农村医疗保障体系通过减轻农村居民医疗负担、提升农村居民健康水平发挥了巨大作用，反贫困化运动又对提升全民族的健康水平起了积极作用。自2000年至2018年，中国收入最底层40%人口的收入以263%的惊人速度增长。这为快速减少和终结极端贫困作出了贡献，对提升全民族健康水平有很大帮助。

一、努力方向

在充分肯定中国在健康领域所取得巨大成就的同时，必须清醒认识到，作为全球最大的发展中国家，城乡之间、地区之间发展还很不平衡、居民收入分配差距较大（基尼系数0.462），有6亿人月收入低于1000元人民币。与此同时，人口老龄化、城镇化、工业化进程加快以及不健康生活方式等也影响着人们的健康。我国居民膳食营养与体格发育状况总体改善，但慢性患病率整体呈上升趋势。中国还面临着诸多健康发展问题需要破解，提升健康治理水平和治理能力还有很大空间。

（一）推进健康公平

中国是社会主义国家，公平、正义是核心价值观。如何让有限的公共健康资源能够公平地让中国居民共享，特别是贫困、边远地区农村居民分享，已成为迫切需要破解的问题。作为公共服务型政府，面临着全社会对健康产品与服务的巨大需求与供给严重不足的矛盾。中国农村医疗保障体系虽然建立，但保障水平还较低。

2019年，全国城镇常住人口84843万人，中国人口城镇化水平达到了60.6%，但户籍人口城镇化只有44.38%。也就是说，约有22708中国居民虽然居住在城市，但没有享受到与城市居民同样的社会保障和公共服务。加上居住在农村的常住人口，也就是说55.62%，即77868万中国居民户籍在农村。在中国城乡差距仍然较大情况下，他们要享受到与城市居民同样的社会保障和公共服务，还需要付出艰巨努力。

（二）提升健康安全

促进人民健康，首先要维护食品安全、药品安全、医疗检查安全、运动器械安全等。其中，确保食品安全、药品安全是重中之重。以食品安全为例，食品安全源头在农产品，基础在农业，必须正本清源，把农产品质量抓好，用严谨的标准、严格的监管、严厉的处罚、严肃的问责确保广大人民群众"舌尖上的安全"。在建设健康中国的每一项具体行动中，都需要树立安全意识，贯彻安全法律，完善安全体系，加强安全监管。

（三）促进健康简单

促进健康简单，就是更多运用低成本、高效益的促进健康方法。让更多的中国居民能够享受到基本的健康公共产品服务。例如，在运动健康方面，跑步、游泳、打乒乓球等常见运动方式更简单、成本更低，有利于促进健康。在疾病治疗和预防方面，一些经过历史检验的传统方法或许更简单、更有效；对于一些常见病来说，合理用药更有效。如何做好自身的保健工作，有效预防和抵抗疾病？最佳的武器是维护自身的免疫系统，最佳的药物是均衡的营养摄入，最佳的护理是自身健康管理。

让健康更简单，需要努力实现个人自身健康维护的觉悟和人人享有基本健康服务。推动健康领域基本公共服务均等化，维护基本医疗卫生服务的公益性，逐步缩小城乡、地区、人群间基本健康服务和健康水平的差异，实现全民健康覆盖，促进社会公平。

二、重点工作——以人民健康为中心的体制机制建设

把以人民健康为中心这样一个崇高理念落实到位，重要的是建立健全有利于促进以人民健康为中心的体制机制。

建立健全有利于促进以人民健康为中心的体制机制。需要坚持基本医

疗卫生事业的公益性；加快优质医疗资源扩容和区域均衡布局，让广大人民群众就近享有公平可及、系统连续的预防、治疗、康复、健康促进等健康服务，确保所有中国居民都能够得到基本医疗卫生服务，确保社会成员的基本健康。同时，关注医疗卫生投入的健康绩效、健康结果，在一定的健康投入的情况下，推动全民族健康水平获得最大限度提高，这应当成为我们的奋斗目标。

（一）建立公益与市场互补的体制机制

坚持基本医疗卫生事业的公益性；让广大人民群众就近享有公平可及的健康服务。需要充分发挥市场力量，同时更好地发挥政府的作用。需要在公益与市场中寻找平衡。

公益靠政府，政府需要为中国居民提供基本的医疗健康服务，这本是公共服务型政府基本职责。同时，也需要强化公立医疗卫生资源配置的均衡性。公立医院不以赢利为目的，需要确保公立医院建设的财政全额投入，严格公立医院的编制管理，禁止公立医院无序、过度扩张。

竞争靠市场，需要大力发展各种类别的私立医院和诊所。以满足人民对健康医疗的多样化需求。

（二）建立健全全民健康法律体系

以人民健康为中心，需要把推进健康中国行动与建设法治中国相结合，始终把人民群众生命安全和身体健康放在第一位，从立法、执法、司法、守法各个环节发力，构建系统完备、科学规范、运行有效的保障人民健康的法律体系。

（三）建立职责清晰和责任明确的全民健康服务体系

省、地级市、县，乃至乡镇社区，政府应从不同的层面，清晰各级政府的职责和责任，明确医疗健康机构工作任务。从机构设置、服务内容与服务标准等方面，逐步建立起以家庭医生、社区卫生服务中心，各级医疗机构为主，社会健康管理机构为辅，各级机构之间相互衔接、有机配合的健康管理服务体系。

三、难点工作

(一) 推进职业健康保护行动落实到位

职业健康保护行动事关广大劳动者的权益保障，事关劳动者的健康和亿万家庭的幸福，事关经济社会可持续发展。近年来，中国长期粗放式发展造成的职业病问题集中显现。据抽样调查，约有 1200 万家企业存在职业病危害，超过 2 亿劳动者接触各类职业病危害，而职业健康保护行动涉及诸多部门。现在关键问题是做好各项政策的落实。

(二) 促进环境健康状况的改善

科学研究得出的结论说明：人类的健康状况同其生存环境息息相关。影响健康的环境因素不仅包括物理、化学和生物等自然环境因素，还包括社会环境因素。环境污染已成为不容忽视的健康危险因素，与环境污染相关的心血管疾病、呼吸系统疾病和恶性肿瘤等问题日益凸显。我国每年因伤害死亡人数约 68 万人，约占死亡总人数的 7%。

环境健康状况改善，既是经济和社会发展一定阶段的产物，也与全社会对环境健康问题的认识程度高度相关。因而，提升全社会对环境健康状况的认识并采取有效措施改善环境健康，就显得尤为突出。

(三) 促进全民营养健康素养的提高

自我健康管理，合理膳食是基础，也是以个人和家庭为单位实现自我健康的抓手。然而，在现实生活中，重治疗、轻预防，重医药、轻营养的现象还普遍存在，因营养不当引起的健康问题比比皆是。世界卫生组织（WHO）对影响人类健康因素的评估结果表明，膳食营养因素（13%）对健康的作用仅次于遗传因素（15%），而大于医疗因素（8%）。因此，膳食主动干预和营养科学调控已经成为提高国民健康水平、保障改善民生最迫切需要加强的环节。

当前我国国民营养素养亟待提高，如何将均衡膳食的理论和方法有效传播，并转化成个人和家庭的自觉行为，还需要开展很多工作。

四、政策建议

（一）大力推进基础健康教育工作

将健康教育纳入国民教育体系。建议由教育部牵头并协调相关部门，将健康知识纳入教学大纲，加强以学校为基础的健康普及教育，包括健康饮食、生活方式、用眼健康、疾病科普、护理知识等多方面，使学生从小树立"个人是自己健康第一责任人"理念。这其中，健康的生活方式教育十分重要。提高人们健康生活方式是保证健康的最经济、最高效、最根本的手段。

（二）大力推动健康产业发展

中国已经进入大健康产业快速发展阶段。2019年中国健康产业已经达到8.78万亿规模，2020年年底，中国健康产业总规模将超过10万亿元。大力推进健康产业发展，既有利于遏制因疫情而导致的经济下滑，更有利于满足全社会对健康发展的巨大需求。

建议以生物技术、工程技术和信息技术三大关键共性技术群为引领，培育"均衡膳食、先进医疗、智能康复、养老照护、健康管理"五大新业态；加大均衡膳食、公共防疫和医药医疗等大健康服务产业在国家"十四五"专项规划中的比重；鼓励家庭、餐饮行业、食品工业以均衡膳食为指导思想，大力扶持食品工业中健康产业的发展，建立新型的餐饮和食品工业体系；鼓励和引导部分地方医院积极向医养结合机构转型，将营养治疗纳入医疗健康体系，推动构建医养结合型的居家养老、社区养老、机构养老体系；扩大中国长期护理保险试点城市范围，大力发展远程医疗事业，支持健康医疗服务电子商务平台发展。

（三）推动传统中医药事业发展

此次疫情防控，传统的中医药功不可没。西医治病，中医治症，中医固本扶正，既能增强患者的抵抗力，又能为西医治疗创造条件。

建议由国家卫生健康委牵头，建立符合中医药特点的服务体系、服务模式、人才培养模式，要按照守正创新的理念，破解中医药人才培养瓶颈，有力落实医教协同，促进优质中医药资源下沉。加强中医药管理，废除以西医标准为中医药制定的标准规定，制定符合中医药自身发展的鉴定标准。

（四）将环境污染健康损害赔偿纳入环境损害赔偿

制定环境健康损害鉴别标准和技术规范，认定相关专业机构资质，探索建立以应对环境污染健康损害补偿和赔偿为主要目的的排污收费、环境税、超级基金、环境责任保险等筹资机制，形成适合我国国情的环境污染健康损害赔偿制度，建立基于健康基准的环境标准修订管理机制。

（五）调整职业病目录

要把劳动者健康危害最严重的工作及相关疾病纳入《职业病分类和目录》。劳动者不仅面临尘肺病、职业中毒和职业性放射性疾病等传统职业病的威胁，教师、警察、医护人员、驾驶员等职业人群因职业活动导致相关疾病问题也日益突出。因而，加强对这些疾病相关政策研究，尽快制定相关职业健康保护标准和特殊职业人群健康保护指南，切实保护这些职业人群的健康，实现职业人群健康保护全覆盖。

（六）建立健全考评健康发展指标体系

推动健康发展，各级政府的作用十分关键，这就迫切需要建立健全考评健康发展指标体系。应当将主要健康发展指标纳入领导干部绩效考核，考评结果作为各级、各部门领导干部考核评价、任用的重要参考；特别是将影响职工权益保障的职业健康保护和影响公众健康的环境问题作为环境绩效评价和考核的重要指标；建立以健康效益为重要内容的环境绩效评价和考核制度，督促地方政府在发展地方经济和城市规划中严守"健康红线"。

（七）加强和完善医务社工建设工作

医务社工的本质是助人自助，其服务是帮助医疗弱势群体得到关爱。建议由民政部门牵头，联合医疗卫生、教育培训、社科研究等部门，开展

"医务社工"领域的研究。在现有的医学领域内，加入医务社工的支持体系，把医学和社会学融合起来，通过医务（健康）社工、慈善、社会救助体系、社会支持体系，组成一个完整的社会支持系统。

（八）建设健康领域的智库平台

建议在省、地（市）、甚至县（市），都能够建立有针对性服务范围的健康领域智库平台。需要围绕健康领域的快速发展，或是在高等院校，或是在民办机构，根据地区发展需求、建设有明确导向性的智库机构，进而为健康发展提供智力支持。

（九）大力发展健康护理产业

护理服务贯穿于人的生、老、病、死全过程，在满足群众身体、心理、社会的整体需求方面发挥着重要作用。健康护理，不仅涉及失能老人、新生儿和肿瘤晚期患者，一些身心不适的中年人群也需要健康护理。随着整个社会对健康意识的提升，需要挖掘护士的专业价值，需要对护理服务的标准、护理费用与服务质量提出了要求。同时也需要培养大量的能够满足对护理服务需要的健康护理师。

附录一 为健康生活而奋斗

——专访"健康中国50人论坛"组委会执行主任 陈 剑

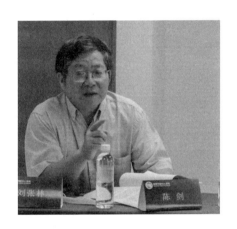

陈剑，著名的现代化研究专家。20世纪80年代中期撰写专著《人口素质概论》，20世纪90年代初撰写的《生殖健康——跨世纪的行动》（与张世琨合著），是我国在人口素质、人口健康领域极具影响的专著。近年来在海南博鳌、成都、北京雁栖湖等地发起和组织健康论坛活动，在社会上产生积极影响。在"健康中国50人论坛"成立之际，记者专访了"健康中国50人论坛"执行主任陈剑。

记者："健康中国50人论坛"已经正式成立。请介绍一下这个论坛的性质和成立的意义。

陈剑："健康中国50人论坛"（以下简称"50人论坛"）是一个非官方、公益性的智库机构。非官方，即民间性；公益性，即非营利；智库，即思想库。

"50人论坛"是由（雁栖湖）健康发展论坛组委会发起成立的，并得到了（雁栖湖）健康发展论坛17家发起单位的大力支持和认同。这包括：中国健康管理协会、中国中医协会、中国发展战略学研究会、北京医师协会、北京改革和发展研究会等机构的支持和认同。

随着社会的发展，人们对健康的认识愈益深化，全民健康是经济社会发展的重要目标。健康在经济社会发展全局中占有重要地位，影响因素有很多。一国公众的健康水平，不仅与该国的经济社会发展水平直接相关，也与这个国家的制度文明、社会和谐程度和健康的生活方式密切相关。一个国家居民的健康水平，既是一个国家经济和社会发展的重要内容，也是一个国家治理水平和治理能力的重要体现。特别是中国作为一个进入中高收入的发展中国家，面临经济和社会发展急剧转型，地区发展还很不平衡，有大量健康问题需要破解。在经济社会发展诸多问题中，健康问题的排序无疑居于前列。习近平总书记说，人民对美好生活的向往就是我们的奋斗目标。而美好的生活，一定是健康快乐的美好生活。也就是说，人民对健康快乐美好生活的向往，这应成为我们的奋斗目标。为此，迫切需要建设高端健康智库，以破解诸多健康难题，进而提升国家治理水平和治理能力，提升国民健康快乐美好生活水平。

既然追求健康快乐美好的生活是我们的奋斗目标，那么，让健康更快乐就是论坛的目标之一。（雁栖湖）健康发展论坛在2019年成立之时提出了让健康更公平、让健康更安全、让健康更简单、让健康更快乐，就是"50人论坛"追求的奋斗目标。

记者：论坛成立后，拟在哪些方面发挥作用？

陈剑：作为健康领域智库，其作用主要有以下一些内容。

一是从国家和经济社会发展的全局考虑健康问题。例如这次突如其来的新型冠状病毒肺炎疫情，极大改变了全球经济和国际格局，改变了全球化进程，并对人类生活方式、行为模式产生深刻影响。人们没有想到，"百年未有之大变局"会与医学有关。目前看来，人类需要做好与新冠病毒长期共存的准备。经济和社会发展的诸多安排，必须适应与新型冠状病毒长期共存的现实。这是人类社会从没有过的情形。

中国虽然取得疫情防控阶段性胜利，但还不能有丝毫松懈，疫情防控还不能结束。与此同时，政府要打造公共服务型政府，面临着全社会对健康产品与服务的巨大需求与供给严重不足的矛盾。特别是如何为几亿中国农村居民提供基本公共产品，包括养老保障和医疗服务，任务艰巨。此外，健康中国战略实施任重道远。因而，如何应对诸多健康问题的挑战，以确保经济和社会发展正常运转，迫切需要建设高端智库为经济和社会发展服务。而这正是"50人论坛"的使命和责任，也是论坛成立的背景。

二是推进健康中国行动在中国大地落地生根。2019年7月，国务院对外公布了《关于实施健康中国行动的意见》（以下简称《意见》）。这个文件基本思想是"预防是最经济最有效的健康策略"。一年过去了，特别是持续的新型冠状病毒肺炎疫情，人们对这个文件有了更深刻更全面的认识。《意见》提出要坚持以人民为中心的发展思想，需要强化政府、社会、个人责任，加强早期干预，形成有利于健康的生活方式、生态环境和社会环境，为全方位全周期保障人民健康、建设健康中国奠定坚实基础。但这项工作扎实推进，需要专家团队给予理论和专业方面的支持。

三是为健康产业把脉发展方向，提升科技含量。健康中国行动需要健康产业提供物质支撑。健康产业是指以医疗卫生和生物技术、生命科学为基础，以维护、改善和促进人民群众健康为目的，为社会公众提供与健康直接或密切相关的产品（货物和服务）的生产活动集合。健康产业包括13个大类1000多个小类。健康产业发展程度与经济发展到一定阶段相联系。中国作为一个新兴的进入中高收入的国家，健康产业在中国有着巨大的潜力和发展空间，2016年10月25日，中共中央、国务院印发了《"健康中国2030"规划纲要》提出，到2020年，健康服务业总规模超过8万亿元，2030年达到16万亿元。为推动中国经济持续增长，发展健康产业，特别是提升健康产业的科技含量，在当下更具有重要意义。这需要专家团队给予产业指导和智力支持。

记者："50 人论坛"成员组成有怎样的特点？

陈剑："50 人论坛"成员主要有以下一些特点。

一是专家层级高。"50 人论坛"主要领导都曾从事过健康管理工作。第九届全国人大常委会副委员长彭珮云同志担任论坛顾问，她曾担任过国务委员，分管卫生和计划生育工作，是卫生健康领域有威望的领导人；第十至十一届全国政协副主席张梅颖同志担任"50 人论坛"名誉主席，20 世纪 60 年代中期她毕业于第四军医大学医学系，并长期从事医疗健康和健康管理工作，在业界享有很高声誉；曾担任国家卫生部主要领导的张文康同志为论坛组委会主任委员，他毕业于上海第一医学院医疗系，长期在部队医院担任领导工作，是卫生系统令人尊敬的领导。

论坛组成人员不仅有两院院士，也有中国社会科学院学部委员、国医大师、欧洲科学院外籍院士等高层专家，还有来自健康领域的专家型领导，行业协会的负责人。例如 1991 年就获得联合国教科文组织颁发的贾乌德·侯赛因青年科学家奖、曾担任中国科协副主席的北大教授陈章良，长期从事健康教育的首席健康专家、原国家卫生部副部长殷大奎。此外，还有一直在医疗健康一线工作的优秀医务工作者，例如中国医师奖获得者北京医院针灸按摩科主任郑志坚，首届岐黄学者奖获得者、中日友好医院临床医学研究所李平主任。

在这 50 位专家团队中，还有来自疫情防控一线专家。有此次疫情防控多次撰文发声给人们留下了深刻印象的中国工程院副院长王辰院士，长期坚守在武汉疫情防控一线的北京大学第三人民医院院长、呼吸科专家刘新民教授等。

二是专家成员来源广泛。在论坛组成人员中，来自医疗健康领域的专家占居多数。例如中医药领域的专家，不仅有中国科学院院士陈可冀，国医大师张大宁，国家名中医李平，博爱堂名医馆馆长李俊峰，还有多年来在这个领域工作的高层管理人员。例如世界中医药学会联合会创会主席佘靖，国家中医药管理局原局长、中华中医药学会原会长王国强等，他们多年来为推进中医药事业的改革与发展起到了重要作用。

健康领域涉及十分广泛，除了邀请来自医疗健康方面的专家，还有来自食品健康、运动健康、老龄健康、康养旅居、心理健康、健康产业等诸多健康领域的专家和一些企业家。例如，50 位成员中，就有几位从事食品健康的专家和领导，他们是中国工程院陈君石院士、孙宝国院士，中国食品工业协会会长徐鸣。运动健康是健康领域重要环节，50 位成员中，有第 29 届北京奥组委执行副主席蒋效愚，北京冬奥申委总体策划部副部长易剑东教授。

同时推动健康产业发展也是论坛重要职责之一。"50 人论坛"邀请了 6 位健康产业的知名企业家参与其中。这 6 位企业家，有的多年为医疗健康发展做出了贡献。例如，海南肿瘤医院理事长蒋会成，长期从事卫生公益事业，曾获得 2015 年"中国卫生十大新闻人物"之一。

从地域分析，论坛组成人员主要来自北京，还有来自天津、浙江、广东、四川、安徽和海南等地的专家。

三是紧密顺应健康发展的需要。从国家经济和社会发展全局考虑健康问题，这是"50 人论坛"的重要特点。本论坛邀请了一些经济学家、社会学家和人口学家作为论坛成员。以提升论坛的宏观把握能力。例如担任国务院医改办主任的宋晓梧，就是一位著名的经济学家；中国社会科学院学部委员田雪原、中国人民大学教授顾宝昌，两位不仅是著名的人口学家和社会学家，还是著名的老龄健康专家、生殖健康专家。

紧密顺应健康发展的需要，需要开阔视野，提升健康产业科技水平。在"50 人论坛"中，邀请了几位科技产业的优秀人物参与其中。这包括中国科学院自动化研究所的欧洲外籍院士蒋田仔研究员、科亚医疗集团 CEO 宋麒、中国发展战略学研究会副理事长王元丰教授等。

记者：作为智库机构，"50 人论坛"下一步如何开展工作？

陈剑：虽然论坛成员都是国内有影响的高端学者，但不意味着高端学者组合就能够成为高端智库。要打造一个有影响力的智库机构，重要的是要发挥团队优势，围绕国民经济和社会发展中重大公共健康问题积极发声，围绕重大公共卫生事件提供对策，在全社会开展健康科普工作，同时发挥每一位成员的影响力和作用。争取通过几年努力，把"50人论坛"打造成一个有广泛影响力的健康品牌，打造成为中国一流的健康领域高端智库。至于具体工作安排，有如下考虑：

"50人论坛"年会每年举办一次，以社会发展关注的选题为主题，在北京举办；根据形势和任务的要求，不定期地举办专题会议；根据形势任务的需要，"50人论坛"组委会将邀请一些有社会影响的健康领域专家作为特约研究员，以扩大论坛的影响力；"50人论坛"组委会将不定期刊发论坛优秀成果，刊登在《健康中国50人论坛内参》上，以发挥智库作用。

附录二 "健康中国 50 人论坛"组织架构和专家名单

一、健康中国 50 人论坛组织架构

顾　　问	彭珮云	第九届全国人大常务委员会副委员长，原国务委员
	胡德平	全国工商业联合会原党组书记
名誉主席	张梅颖	第十、十一届全国政协副主席
组委会主任	张文康	原卫生部部长
组委会副主任	田雪原	中国社会科学院学部委员
	张世平	全国总工会原副主席
	郭渝成	中国健康管理协会会长
	盛明富	中国政策科学研究会执行会长
	任国荃	中国健康管理协会常务副会长
执行主任	陈　剑	北京改革和发展研究会创始会长

二、健康中国 50 人论坛专家名单（排名以拼音字母为序）

陈可冀　中国科学院院士，中央保健委员会专家小组副组长

陈君石　中国工程院院士，国家食品安全风险评估中心研究员

陈　剑　（雁栖湖）健康发展论坛执行主任，中国经济体制改革研究会第六至七届副会长

陈章良　北京大学教授，北京大学原副校长，中国科协原副主席

程功明　中国健康管理协会名誉会长，解放军总医院总顾问

程　京　中国工程院院士，清华大学医学院教授

樊代明　中国工程院院士，中国工程院原副院长，解放军第四军医大学原校长

郭积勇　北京医师协会会长，北京市卫生局原巡视员，教授

郭渝成　中国健康管理协会会长，解放军总医院原副院长

顾宝昌　中国人民大学教授，WHO 生殖健康专家组成员

何　莽　中山大学旅游学院副院长，博士研究生导师，《康养蓝皮书》主编

江亦曼　中国红十字会原常务副会长，党组书记

蒋会成　海南省肿瘤医院理事长，海南第一成美医疗产业集团有限公司董事长

蒋田仔　欧洲科学院外籍院士，中国科学院自动化所研究员

蒋效愚　北京奥运城市发展促进会副会长，原北京奥组委执行副主席

郎丽君　艾博欣有限公司董事长，心理健康产业咨询专家

刘　东　北京春苗慈善基金会理事长，北京和睦家医院心外科负责人

刘维林　中国老年学和老年医学学会会长，健康中国行动推进委员会专家咨询委员会委员

刘新民　北京大学第一医院院长，中国老年呼吸与危重症学会副主任委员，博士研究生导师

刘张林　中国中药协会执行副会长，中国医药保健品进出口商会原副会长

李滨生　中国（海南）改革发展研究院健康养老中心主任，全国总工会书记处原书记

李俊峰　北京市中医药文史研究会创会会长，博爱堂名医馆馆长

李　平　中日友好医院临床医学研究所研究员，国家名中医，首届岐黄学者

孟立联　四川天府健康产业研究院首席专家，西南财经大学兼职教授

乔东球　安徽江南文旅集团董事长

乔　杰　中国工程院院士，北京大学第三医院院长

佘　靖　北京中医药大学管理学院硕士研究生导师，原卫生部副部长，国家中医药管理局原局长，世界中医药学会联合会创会主席

宋　麒　科亚医疗集团 CEO 人工智能领域专家

宋晓梧　中国经济体制改革研究会学术委员会主席，国务院原振兴东北办副主任，国务院医改办主任

孙宝国　中国工程院院士（食品健康）北京工商大学校长

孙宪彬　中国黄蜀葵产业创新联盟主席，思邈千金健康科技有限公司董事长

田雪原　中国社会科学院学部委员，国家有突出贡献专家

王　辰　中国工程院院士，中国工程院副院长，中国医学科学院北京协和医学院原校长

王国强　中华中医药学会原会长，原国家卫生和计划生育委员会副主任，国家中医药管理局原局长

王宏广　清华大学国际生物经济中心主任，科技部战略研究院原副院长

王元丰　中国发展战略学研究会副理事长，北京交通大学教授，博士研究生导师

王　瑛　北京生前预嘱推广协会总干事，北京公和投资管理公司董事长

谢　玲　中国军事医学科学院研究员

俞梦荪　中国工程院院士，空军航空医学研究所，教授

殷大奎　原卫生部副部长，中国健康教育协会原会长，原卫生部健康教育首席专家

杨燕绥　清华大学公共管理学院教授，中国国际医疗保险联盟主席

于圣臣　全国政协委员，北京凯博通投资有限公司总裁

易剑东　温州大学体育与健康学院教授，江西财经大学原副校长

曾　渝　海南南海健康产业研究院院长，原海南医学院副校长，教授

郑志坚　北京医院针灸按摩科主任，世界养生大会秘书长

张大宁　第二届国医大师，中央文史馆馆员，天津市中医药研究院名誉院长

张世平　十二届全国政协社会和法制委员会副主任，全国总工会原副主席

张文康　原卫生部部长，中共第十五、十六届中央委员

章力建　中国农业科学院原副院长，中医农业首倡科学家

郑晓瑛　北京大学 – APEC 健康科学研究院院长，教授，发展中国家科学院院士

附录三 健康中国 50 人论坛特约研究员（20 位）

（以姓氏拼音排序）

顾　强　华夏幸福研究院院长

韩　飞　国家粮食和物资储备局科学研究院研究员

黄剑辉　中国民生银行研究院院长

刘　立　解放军总医院专家

刘德祝　国家卫生健康委员会原司长

刘峻杰　中国农工民主党中央社会服务部原部长

刘万玲　中国经济体制改革研究会副会长

盛　扬　安徽禾富集团（大墅龙山国家示范园）副董事长

孙椿卉　心景全域健康产业集团董事长

孙彧学　中国老龄事业发展基金会关爱之家基金管理委员会主任

汪大洲　北京景藏健康科学研究院院长

武留信　中关村新智源健康管理研究院院长

谢炳超　北京改革和发展研究会副会长

杨晓光　中国营养学会副会长

张　捷　盛心阳光董事长，盛心国际 EAP 学院院长

张　军　北京中青博联公司副董事长

张炳兴　中国产业促进会大健康专委会主任

张建华　中国农业大学原副校长

张勤修　中国中医药研究促进会全科与养生分会会长

赵志耘　科技部国家新一代人工智能发展研究中心主任

附录四 《健康中国 50 人论坛管理办法》

2020 年 10 月 18 日，"健康中国 50 人论坛"在北京召开首次年会，正式宣告"健康中国 50 人论坛"（以下简称"论坛"）成立。为规范论坛活动，发挥智囊团、思想库的作用，特制订《健康中国 50 人论坛管理办法》（以下简称《办法》）。

一、总则

（一）论坛名称

论坛正式名称为"健康中国 50 人论坛"。英文名称为 Healthy China 50 Forum（英文缩写为"HC50"）。

（二）论坛会徽

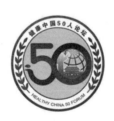

绿色和麦穗象征着生命的活力，天安门和世界图案意味着立足北京、全球视野，50 是论坛成员数。

（三）论坛性质

论坛是由健康领域的专家、从事健康领域的管理者自愿组成，为非政府、非营利的智库性组织。

（四）发起机构

论坛由（雁栖湖）健康发展论坛组委会委托北京改革和发展研究会（北京五 A 级社团组织），联合中国健康管理协会、中国中药协会、中国发展战略学研究会、北京医师协会、北京春苗慈善基金会和华夏幸福研究院共同发起成立。

（五）论坛宗旨

论坛旨在通过智库形式为推进人类健康命运共同体、推进健康中国行动，提供政策建议、改革思路及智力支持；为政府及相关机构提供决策咨询；为健康产业发展提供信息和智力服务。进而实现为推进健康中国行动服务、为地方政府服务和为企业服务目的。

（六）法律管辖

论坛严格遵守中华人民共和国宪法和相关法律法规。

二、工作范围

（七）工作范围

论坛将通过组织以下活动，为助推健康中国行动提供决策咨询，为推进健康产业发展提供智力支持。

1. 定期召开年度大会。针对健康领域的重点、热点议题确定论坛主题，展开讨论及分析，并形成相关的倡议和建议。

2. 不定期召开论坛专题研讨会，聚焦健康发展，开展专题研讨，提出建设性意见。

3. 不定期印制内部刊物，将论坛会议成果及成员个人学术文章等以电子杂志或出版物形式呈送论坛成员、相关决策机构或学界、业界领导参阅。

4. 通过论坛建立的工作网络增进行业、区域间产、学、研等机构交流和联系，开展有助于实现论坛宗旨的信息交流、产业咨询、教育培训等活动。

三、组织架构

（八）组织架构

1. 论坛设立组织委员会（以下简称"组委会"）。组委会成员由论坛主任、副主任、执行主任（秘书长）、执行副主任、执行秘书长组成。组委会设主任办公会议，主任办公会议成员由主任、副主任、执行主任（秘书长）、执行副主任、执行秘书长组成。主任办公会议根据会议内容确定参会人员。

2. 论坛设立专委会。根据形势和任务的需要，论坛设立若干个健康领域的专委会。专委会主任由论坛组委会提名，主任办公会议通过。

3. 组委会在顾问、名誉主席和主任领导下开展工作。由执行主任（秘书长）主持论坛日常工作。

4. 论坛组委会下设秘书处，负责论坛日常工作。

四、论坛成员

（九）成员资格

1. 政治立场坚定；

2. 在健康领域有较大贡献和影响；

3. 品德高尚并热心公益事业；

4. 健康状况良好；

5. 履行本办法所约定的各项义务。

（十）成员权利

1. 参加每年论坛年会；

2. 积极参与论坛组织的各类交流活动；

3. 获得论坛发送的相关信息或内部刊物资料；

4. 通过论坛网站或内部刊物发表健康领域相关学术观点或研究成果；

5. 对论坛各项活动提出意见和建议；

6. 享有论坛赋予的其他权利。

（十一）成员义务

1. 遵守中华人民共和国相关法律法规；

2. 参加每年论坛年会；

3. 参加论坛组委会安排的与健康发展相关活动；

4. 推动论坛品牌建设，维护论坛形象及合法权益；

5. 未经论坛组委会及其他成员认可，不得对外披露论坛及其他成员研究成果等内部信息；

6. 遵守论坛规定的其他相关义务。

（十二）成员的加入

论坛成员加入分为两种方式：

1. 论坛组委会邀请。须经组委会主任办公会议审议通过。

2. 成员推荐。新申请加入者，须经两名成员联合推荐，并经组委会主任办公会议审议通过。

（十三）成员的任期

1. 论坛成员任期为二年。

2. 为保持论坛的连续性和广泛性，根据论坛成员的个人意愿、身体状况及履行义务情况，换届时按 10% 比例确定不再邀请的论坛成员，并按同比例增补新成员。

（十四）成员的退会

1. 论坛成员因个人身体、工作或其他原因无法履行成员义务的，可提前一个月通过论坛秘书处提交书面退会申请，经论坛组委会主任办公会议审议通过后退出论坛。

2. 论坛成员因以下原因，经论坛组委会主任办公会审议通过，可予以强制退会：

（1）论坛成员出现违法违规行为或有损论坛形象的行为；

（2）论坛成员连续二年未履行本办法所规定的成员义务；

（3）组委会主任办公会确认的可予以强制退会的其他情况。

五、论坛经费来源、使用及管理

（十五）经费来源

1. 成员单位赞助；

2. 社会组织或企业赞助；

3. 政府资助；

4. 在论坛业务范围内开展活动或服务的收入及其他合法收入。

（十六）经费使用

论坛经费的使用本着节约原则，用于实现论坛宗旨的各项活动。

（十七）经费管理

每年度末由符合资格的会计师事务所对论坛的账务进行审计。

六、本《办法》的修改

（十八）本《办法》修正案由论坛秘书处提交给组委会主任办公会议审议通过。

七、论坛的解散

（十九）论坛的解散应按以下程序进行

1. 由论坛秘书处根据论坛组委会及成员的意见，提交论坛解散议案，经组委会主任办公会议审议并做出决议。

2. 论坛的财务清算按有关财务、税务法规办理。

八、附则

（二十）《办法》的解释权属于论坛组委会。

（二十一）生效

本《办法》2020年10月18日在北京召开的论坛首次年会上通过生效。

后　记

　　呈现在读者面前的这部书，是"健康中国50人论坛"首次年会的成果，是在此次年会提供的会议文集基础上修改而成。此书文章，大部分是"50人论坛"专家为首次年会特意撰写。由于论坛成员深厚的学术底蕴，因而此次文集的学术性和思想性也都具有一定高度。

　　此书能够顺利出版，得到了诸多领导和专家们的大力支持。首先应感谢为此书提供稿件的各位专家；其次应当感谢论坛组委会主任、原卫生部部长张文康欣然为此书作序；感谢北京医院郑志坚大夫为此书出版所做的贡献；感谢中国医药卫生事业发展基金会医疗康养专项基金给予的大力支持；感谢中国中医药出版社王秋华、刘聪敏编辑为此书所付出的努力。

　　健康中国，需要我们共同行动。以"健康中国50人论坛"名义首次出版的专著，期盼能够得到读者的青睐，期盼此书的出版能够为健康中国行动做出微薄贡献。

《论健康管理》编委会

2020 年 11 月 20 日